Dr. Braters medizinisches
Kuriositätenkabinett

Über den Autor

Dr. Jürgen Brater, geboren 1948, praktizierte nach seinem Studium der Medizin und Zahnmedizin bis 1996 in eigener Praxis. Danach war er viele Jahre lang als Seminarleiter in der Aus- und Weiterbildung medizinischer Fachkräfte tätig. Als Autor schreibt er u. a. populäre medizinische Bücher. Bei Eichborn erschien u.a. *Das Lexikon der rätselhaften Körpervorgänge – Von Alkoholrausch bis Zähneknirschen* (2003), *Wir sind alle Neandertaler* (2007), *Mehr Power - Woher unsere körperliche und geistige Energie kommt* (2008) und *Bier auf Wein, das lass sein. Die unsinnigsten Regeln und Ermahnungen* (2012). Jürgen Brater lebt mit seiner Familie in Aalen.

Jürgen Brater

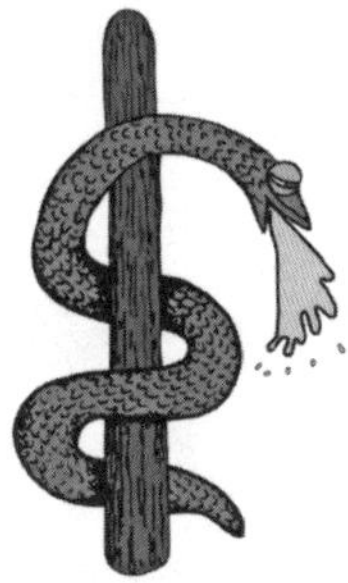

DR. BRATERS MEDIZINISCHES KURIOSITÄTEN-KABINETT

Dieser Titel ist auch als E-Book erschienen

MIX
Papier aus verantwortungsvollen Quellen
FSC® C014496

Papier: holzfrei Schleipen-Werkdruck, der Cordier Spezialpapier GmbH

Eichborn Verlag in der Bastei Lübbe AG

Originalausgabe

Lektorat: Silke Martin, Kriftel
Umschlaggestaltung und Illustration: Christiane Hahn
Illustrationen: © Fotosearch.de: S. 13, 20, 25, 27, 35, 39, 41, 45, 50, 55, 58, 60, 65, 71, 74, 77, 81, 85, 89, 95, 102, 108, 111, 115, 121, 130, 137, 142, 150, 159, 165, 169, 173, 177, 183, 193, 198, 205, 211, 213, 220, 226, 232, 238, 250, 257, 263, 269, 274
Satz: Helmut Schaffer, Hofheim a. Ts.
Gesetzt aus der Minion Pro
Druck und Einband: GGP Media GmbH, Pößneck

Printed in Germany
ISBN 978-3-8479-0544-8

5 4 3 2 1

Sie finden uns im Internet unter www.eichborn.de
Bitte beachten Sie auch www.luebbe.de

Zum Einstieg ein paar schlaue Sprüche zu Gesund- und Krankheit

»Die Nahrung soll deine Medizin sein und nicht die Medizin deine Nahrung.«

Hippokrates (berühmter Arzt der Antike, ca. 460 – 370 v. Chr.)

»Die größte Behinderung des Lebens liegt darin, ständig auf die Gesundheit zu achten.«

Platon (griechischer Philosoph, 428 – 348 v. Chr.)

»Die Natur ist der allerbeste Arzt, denn drei Viertel aller Krankheiten vermag sie zu heilen – und sie spricht nicht Böses von ihren Kollegen.«

Galen (griechischer Arzt und Naturforscher, ca. 129 – 216)

»Jede Krankheit ist heilbar, aber nicht jeder Patient.«

Hildegard von Bingen (deutsche Mystikerin, 1098 – 1179)

»Wer trinkt ohne Durst, wer isst ohne Hunger, der stirbt umso junger.«

Martin Luther (deutscher Reformator, 1483 – 1546)

»Die meisten Menschen sterben an ihren Medikamenten und nicht an ihren Krankheiten.«

Molière (französischer Dramatiker, 1622 – 1673)

»Die Kunst der Medizin besteht darin, den Patienten beschäftigt zu halten, während die Erkrankung ihren eigenen Verlauf nimmt.«

Voltaire (französischer Aufklärer, 1694 – 1778)

»Dem, welcher ein Bein gebrochen hat, kann man sein Unglück erträglicher machen, wenn man ihm zeigt, dass es leicht hätte das Genick treffen können.«

Immanuel Kant (deutscher Philosoph, 1724 – 1804)

»Gift in den Händen eines Weisen ist ein Heilmittel, ein Heilmittel ist Gift in den Händen eines Toren.«

Giacomo Casanova (italienischer Abenteurer, 1725 – 1798)

»Wenn Medizin nicht schadet, soll man froh sein und nicht obendrein noch verlangen, dass sie etwas nütze.«

Pierre Augustin Caron de Beaumarchais
(französischer Schriftsteller, 1732 – 1799)

»Unter Gesundheit verstehe ich nicht Freisein von Beeinträchtigungen, sondern die Kraft, mit ihnen zu leben.«

Johann Wolfgang von Goethe (deutscher Dichter, 1749 – 1832)

»Die zahllosen Krankheiten wundern dich? Zähle die Ärzte.«

Heinrich von Kleist (deutscher Dichter, 1777 – 1811)

»Neun Zehntel unseres Glückes beruhen allein auf der Gesundheit. Mit ihr wird alles eine Quelle des Genusses. Hingegen ist ohne sie kein äußeres Gut, welcher Art es auch sei, genießbar.«

Arthur Schopenhauer (deutscher Philosoph, 1788 – 1860)

»Gesundheit bekommt man nicht im Handel, sondern durch den Lebenswandel.«

Sebastian Kneipp (bayrischer Priester, 1821 – 1897)

»Ein bisschen Kranksein ist manchmal ganz gesund.«

Rudolf Virchow (deutscher Arzt, 1821 – 1902)

»Gesundheit ist das Ausmaß an Krankheit, das es mir noch erlaubt, meinen wesentlichen Beschäftigungen nachzugehen.«

Friedrich Nietzsche (deutscher Philosoph, 1844 – 1900)

»Gewöhnliche Sterbliche müssen für die Fehler selbst büßen. Wenn Ärzte oder Richter irren, büßen die anderen.«

George Bernard Shaw (irischer Dramatiker, 1856 – 1950)

»Gesund ist man erst, wenn man wieder alles tun kann, was einem schadet.«

Karl Kraus (österreichischer Schriftsteller, 1874 – 1936)

»Die medizinische Forschung hat so enorme Fortschritte gemacht, dass es überhaupt keine gesunden Menschen mehr gibt.«

Aldous Huxley (britischer Schriftsteller, 1894 – 1963)

»Der Fortschritt der Medizin wird uns das Ende jener liberalen Zeit bescheren, in der der Mensch noch sterben konnte, wann er wollte.«

Stanislaw Jerzy Lec (polnischer Schriftsteller, 1909 – 1966)

»Die Medizin ist eine Wissenschaft, die verhindern will, dass die Menschen eines natürlichen Todes sterben.«

Robert Lemke (deutscher Fernsehmoderator, 1913 – 1989)

»Nichts beschleunigt die Genesung so sehr wie regelmäßige Arztrechnungen.«

Alec Guinness (britischer Schauspieler, 1914 – 2000)

»Die Fortschritte der Medizin sind ungeheuer. Man ist sich seines Todes nicht mehr sicher.«

Hanns-Hermann Kersten (deutscher Lyriker, 1928 – 1986)

»Die Human- und die Veterinärmedizin sind bei uns gut ausgebaut, aber wer behandelt eigentlich den inneren Schweinehund?«

*Gerhard Kocher (Schweizer Gesundheitsökonom, *1939)*

»Vergiss niemals die Zeit deiner Krankheit. So gesund wie heute wärst du damals der glücklichste Mensch der Welt gewesen.«

*Rainer Haak (deutscher Schriftsteller, *1947)*

Die Frau, die Kaninchen gebar

Mary Toft war eine einfache, ungebildete Frau, die im 18. Jahrhundert in der englischen Grafschaft Surrey lebte. Niemand würde sich heute an sie erinnern, hätte sie nicht mehrfach – jedes Mal unter starken Schmerzen – statt eines Babys Teile von Tieren geboren, die fatale Ähnlichkeit mit einem Kaninchen hatten. Das erregte ein solches Aufsehen, dass Ärzte aus ganz England herbeiströmten, um die »Missgeburten« mit eigenen Augen zu begutachten, und schließlich erschien über das »medizinische Wunder« sogar ein längerer Artikel im renommierten *British Journal.* Als die Frau zum achten Mal Kaninchenteile zur Welt gebracht hatte, wies man sie in ein Krankenhaus ein, um sie dort unter ärztlicher Obhut längere Zeit zu beobachten. Und siehe da: Schon eine Woche später klagte sie wieder über heftige Bauchschmerzen, und einen Tag später förderte der untersuchende Arzt aus ihrer Scheide abermals mehrere Kaninchenfragmente zutage.

Doch am nächsten Tag nahm der mysteriöse Fall eine plötzliche Wendung. Da gab nämlich der Portier des Krankenhauses bei einer strengen Befragung zu, er habe auf Wunsch von Mary Toft heimlich ein totes Kaninchen eingeschmuggelt und ihr gebracht. Als man die Frau mit dieser Aussage konfrontierte, brach sie zusammen und gab den Betrug zu. Sie habe sich in den letzten Jahren immer wieder Kaninchenteile in die Vagina gesteckt, gestand sie unter Tränen, um mit deren »Geburt« allgemeines Aufsehen zu erregen. Die Frau wurde angeklagt und nach einem kurzen Prozess ins Gefängnis geworfen.

Das war der erste verbürgte Fall des sogenannten »Münchhausen-Syndroms«. So nennen Psychiater eine geistige Störung, die dadurch gekennzeichnet ist, dass die Patientinnen (Männer sind erstaunlicherweise fast nie betroffen) massive körperliche Beschwerden erfinden oder durch geeignete Maßnahmen bei sich selbst herbeiführen, mit dem einzigen Ziel, intensive medizinische Zuwendung zu erzwingen. Wobei im Fall von Mary Toft möglicherweise auch die Hoffnung eine nicht unwesentliche Rolle spielte, mit ihrer kuriosen Geschichte beziehungsweise der Präsentation der Kaninchenteile Geld zu verdienen.

Die Krankheit, die nach dem berühmten »Lügenbaron« benannt ist, kommt auch in einer – als »Münchhausen-Stellvertreter-Syndrom« bezeichneten – Form vor, bei der die betroffenen Frauen die gesundheitlichen Störungen nicht bei sich selbst, sondern bei ihrem Kind auslösen. So erregte im Jahr 2002 der Fall einer französischen Mutter Aufsehen, die ihrer Tochter so lange immer wieder hohe Dosen von Insulin gespritzt hatte, bis deren Verdauungsapparat schwer angegriffen war. Die vielen Ärzte, denen die Frau das leidende Kind vorstellte, kamen schließlich zu dem Schluss, es müsse wohl eine bislang unbekannte Krankheit der Bauchspeicheldrüse (in der Insulin gebildet wird) vorliegen, und sie schlugen der Mutter vor, einen Teil des Organs zu entfernen. Die willigte sofort ein. Erst als die Operation gänzlich erfolglos blieb, kam der Verdacht auf, die Mutter leide vielleicht am Münchhausen-Syndrom, was diese schließlich auch zugab.

Wie oft die psychische Störung vorkommt, ist schwer zu beziffern. Denn zum einen müssen die Patienten, zumindest wenn sie unnötige chirurgische Eingriffe provoziert haben, in den meisten Ländern mit juristischen Konsequenzen rechnen, und zum anderen scheuen sich auch viele Ärzte, die Diagnose zu stellen, geben sie damit doch zu, sich bei der Beurteilung des Falles – oft viele Jahre lang – von Grund auf geirrt zu haben.

(Quelle: Erwin J. O. Kompanje: Der Penisverkürzer, Piper-Verlag, 2011)

Psychiatrische Hotline

Hallo und willkommen bei der psychiatrischen Hotline. Über Ihr Tastentelefon können Sie Ihr Problem eingeben.

Falls Sie unter einer Zwangsneurose leiden, drücken Sie wiederholt die 1.

Falls Sie co-abhängig sind, bitten Sie jemanden, für Sie die 2 zu drücken.

Falls Sie eine multiple Persönlichkeit sind, drücken Sie gleichzeitig oder nacheinander die 3, 4, 5 und 6.

Falls Sie paranoid sind, wissen wir, wer Sie sind und was Sie tun. Bleiben Sie am Apparat, Ihr Anruf wird zurückverfolgt.

Falls Sie schizophren sind, hören Sie gut zu: Eine leise Stimme wird Ihnen eine neue Nummer zuflüstern.

Falls Sie depressiv sind, spielt es keine Rolle, welche Nummer Sie drücken. Es wird sowieso niemand antworten.

Falls Sie unter einer Phobie leiden, berühren Sie keine weiteren Tasten – sonst passiert etwas Schreckliches.

Falls Sie narzistisch sind, beachten Sie die Tasten nicht weiter und berühren sich selbst.

Falls Sie unter krankhafter Nervosität leiden, spielen Sie mit dem Telefonkabel rum, bis sich eine zuständige Person meldet.

Falls Sie unter kurzfristigem Gedächtnisverlust leiden, rufen Sie bitte später wieder an.

Falls Ihnen jegliches Selbstvertrauen fehlt, legen Sie einfach auf. Unsere Berater sind viel zu beschäftigt, um sich ausgerechnet mit Ihrem Problem zu beschäftigen.

(Quelle: Slamek Oswalek: satire-clips.de)

Ohrlos

O Gott, was müssten wir entbehren,
wenn wir ganz ohne Ohren wären.
Zwangsläufig ließen wir es bleiben,
uns etwas hinter sie zu schreiben.
Und Männer, Frauen, Mädchen, Knaben,
die könnten's dort nicht faustdick haben.
Wir könnten keiner Ohren wegen
uns, wenn wir müd' sind, nicht drauf legen.
Und hätten wir statt Ohren Falten,
so könnten wir nicht steif sie halten.
Doch wenn wir's uns recht überlegen,
Hätt' ohrlos sein auch einen Segen:
Wir könnten blind den andern trauen,
denn niemand könnt' uns drüber hauen!

(Jürgen Brater)

Linkshänder sind anders

Dass Linkshänder – sie sind unter den Blonden übrigens doppelt so häufig vertreten wie unter den Rot- und Schwarzhaarigen – mit der linken Hand schreiben, weiß jeder. Viel weniger bekannt sind etliche andere Tatsachen, die die medizinische Forschung über sie herausgefunden hat. Statistisch gesehen gilt für Linkshänder demnach:

- Sie kommen häufiger in den Monaten März bis Juli zur Welt als im übrigen Jahr.
- Sie sind musikalischer als Rechtshänder.
- Unter den Hochbegabten ist ihr Anteil größer als in der Gesamtbevölkerung. Erstaunlicherweise gilt das aber auch für ihren Anteil an den Minderbegabten.
- Unter ihnen gibt es prozentual mehr Homosexuelle als unter Rechtshändern.
- Auffällig viele von ihnen sind Architekt, Rechtsanwalt oder Künstler.
- Unter ihnen gibt es mehr Vegetarier als unter den Rechtshändern.
- Sie bekommen weniger Kinder als Rechtshänder.
- Sie haben häufiger als Rechtshänder einen Zwillingsbruder oder eine Zwillingsschwester, wobei die nur selten auch Linkshänder sind.
- Auf Computertastaturen schreiben sie schneller als Rechtshänder (wohl weil die am häufigsten benutzten Buchstaben A, E, R, S und T alle links zu finden sind).
- Es gibt unter ihnen mehr starke Raucher als unter den Rechtshändern (was womöglich an dem erhöhten Stress liegt, dem sie im täglichen Leben ausgesetzt sind).
- Die Mädchen bzw. Frauen unter ihnen kommen früher in die Pubertät und in die Wechseljahre.

- Wenn sie Figuren im Profil zeichnen, schauen diese meistens nach rechts (bei Rechtshändern ist es genau umgekehrt).
- Unter Wasser können sie im Allgemeinen besser sehen als Rechtshänder.

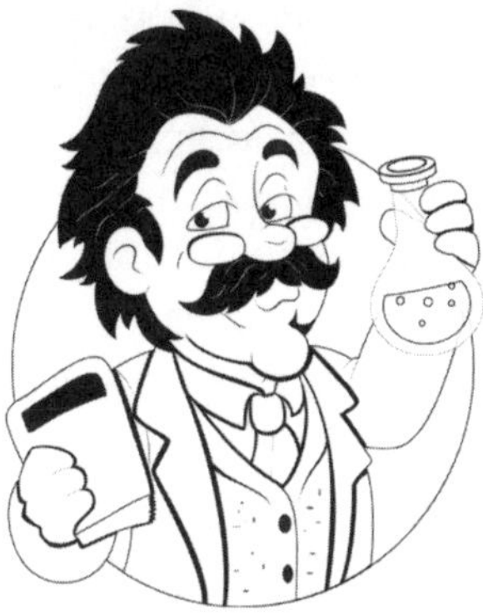

Skurrile Forschung – Der Ig-Nobelpreis für Medizin

Die Bezeichnung »Ig-nobel« ist ein Wortspiel, bedeutet »ignobel« im Englischen doch so viel wie »unwürdig« oder »schmachvoll«. Das Attribut passt perfekt, denn tatsächlich geht es bei den Untersuchungen, die mit dieser, auch »Anti-Nobelpreis« genannten Auszeichnung geehrt werden, nur sehr bedingt um strenge Wissenschaft, vielmehr bekommen den Preis Forscher, die sich mit eher skurrilen, ja, sagen wir getrost durchgeknallten Themen beschäftigt haben. Nach dem Willen der Initiatoren von der amerikanischen Harvard-Universität müssen die ausgezeichneten Arbeiten sich mit neuartigen Themen beschäftigen, dürfen so oder so ähnlich nicht wiederholt werden und sollen »die Menschen zuerst zum Lachen und dann zum Nachdenken bringen«. Im Gegensatz zum »echten« Nobelpreis gibt es keine verbindlichen Kategorien, vielmehr wird die Auszeichnung in allen möglichen, von Jahr zu Jahr wechselnden Sparten vergeben, so zum Beispiel in Chemie, Physik, Biologie, Medizin, Bildung, Literatur, Ernährung und Kunst.

Die Verleihung ist mittlerweile ein pompöses Spektakel mit strengen, wenn auch reichlich kuriosen Regeln. So dürfen Dankesreden aus nicht mehr als sieben Wörtern bestehen, und Redner, die ihre Zeit überschreiten, werden mit Papierfliegern von der Bühne gejagt. Schimpf und Schande für den Geehrten bedeutet der Ig-Nobelpreis allerdings längst nicht mehr. Im Gegensatz zu den ersten Jahren, in denen sich kaum einer der Preisträger die Auszeichnung tatsächlich abholte, wird diese heute bereitwillig entgegengenommen, ist es mittlerweile doch ein echter Nobelpreisträger, der sie überreicht. Seit 1991, dem Jahr, in dem der Ig-Nobelpreis zum ersten Mal verliehen wurde, bekamen ihn Forscher in der Sparte Medizin …

1991: … für eine bahnbrechende Arbeit mit Antigas-Flüssigkeiten, die Blähung, Übelkeit und Verärgerung vermeiden sollen.

1992: … für eine längst überfällige Studie zur »Erklärung von chemischen Verbindungen, die für Fußgeruch verantwortlich sind«, wobei von den Juroren besonders die Erkenntnis herausgestellt wurde, dass Menschen, die von sich selbst überzeugt sind, Fußgeruch zu haben, ihn tatsächlich haben, und solche, die das nicht denken, nicht.

1993: … für einen besonders die Männerwelt aufrüttelnden Report »Akutes Management von in Reißverschlüssen eingeklemmten Penissen«. Falls Sie wissen wollen, welches angeblich sichere und schmerzfreie Vorgehen die Forscher*in* (!) Männern, denen ein solches Missgeschick passiert ist, empfiehlt, lesen Sie weiter auf Seite 23.

1994: … zur Hälfte für eine faszinierende Arbeit über eine neuartige Behandlungsmethode bei Schlangenbissen: Zündkabel an den Lippen anschließen und den Automotor fünf Minuten lang bei 3000 Umdrehungen laufen lassen – und zur anderen Hälfte für eine darauf aufbauende Studie mit dem Titel »Misslingen der Elektroschockbehandlung im Fall eines Klapperschlangenbisses«.

1995: … für eine erschütternde Untersuchung namens »Die Effekte von erzwungenem einseitigem Nasenatmen auf das Bewusstsein«.

1996: … für eine sogar dem amerikanischen Kongress vorgestellte Forschungsarbeit mit der Erkenntnis, dass Nikotin nicht süchtig macht.

1997: … für die geniale Entdeckung, dass das Hören von Fahrstuhlmusik die Bildung von Immunglobulin A anregt und so möglicherweise Erkältungen vorbeugt.

1998: … für einen fesselnden medizinischen Bericht mit dem Titel »Ein Mann, der sich in den Finger stach und fünf Jahre faulig stank«.

1999: … für eine akkurate Studie über die Frage, in welchen Behältern Patienten Urinproben abgeben. Weitere Details zu dieser bahnbrechenden Studie finden Sie auf Seite 34.

2000: … für einen die Sexualmedizin revolutionierenden Bericht namens »Kernspintomographie der männlichen und weiblichen Genitalien während des Koitus und der weiblichen sexuellen Erregung«.

2001: … für einen vor allem in tropischen Ländern mit Spannung aufgenommenen Report zum Thema »Verletzungen, verursacht von fallenden Kokosnüssen«. Näheres hierzu können Sie auf Seite 44 lesen.

2002: … für einen packenden Bericht über »Asymmetrie der Hoden beim Menschen und bei antiken Skulpturen«. Was es damit auf sich hat, erfahren Sie auf Seite 177.

2003: … für eine wohl vor allem Taxifahrer begeisternde Studie, die beweist, dass die Gehirne von Londoner Taxifahrern besser entwickelt sind als die ihrer Mitbürger.

2004: ... für einen besonders für Johnny-Cash-Fans höchst aufschlussreichen Bericht über die Effekte von Country-Musik auf Selbstmörder. Ob es die tatsächlich gibt, können Sie auf Seite 205 nachlesen.

2005: ... für die veterinärmedizinisch revolutionäre Erfindung einer Art Prothesen für Hundehoden in drei Größen und Härtegraden.

2006: ... für den medizinischen Fallbericht »Beendigung von unbehandelbarem Schluckauf durch rektale Fingermassage« sowie für eine von anderen Forschern vorgelegte Arbeit, die unter dem gleichen Titel erschien. Näheres dazu auf Seite 261.

2007: ... für eine erschütternde Arbeit über die gesundheitlichen Folgen des Säbelschluckens.

2008: ... für eine überzeugende Demonstration, wonach teure Placebos besser wirken als billige.

2009: ... für eine höchst beruhigende Untersuchung, wonach tägliches Fingerknacken über 60 Jahre hinweg in der Hand keine Arthritis verursacht. Der Preisträger knackte dazu 60 Jahre lang regelmäßig mit den Fingern seiner linken, nicht aber seiner rechten Hand. Arthritis bekam er weder in der durchgeknackten noch in der in Ruhe gelassenen Hand.

2010: ... für die viele Schausteller fröhlich stimmende Entdeckung, dass sich Asthmasymptome erfolgreich mittels einer Achterbahnfahrt behandeln lassen.

2011: ... für den überzeugenden Nachweis, dass Menschen zu speziellen Problemen bessere und zu anderen schlechtere Entscheidungen treffen, wenn sie einen starken Harndrang verspüren. Falls Sie wissen wollen, was es damit auf sich hat, sehen Sie einfach auf Seite 269 nach.

2012: ... für konkrete Anweisungen, eine Darmspiegelung so durchzuführen, dass der Patient dabei mit hoher Wahrscheinlichkeit nicht platzt.

(Quelle: http://de.wikipedia.org/wiki/Liste_der_Traeger_des_Ig-Nobelpreises)

Der bessere Arzt

Paracelsus (um 1493 – 1541), der bedeutendste Arzt seiner Zeit, wurde einmal aus einem Gasthaus heraus, wo er kräftig gezecht hatte, dringend zu einem Kranken gerufen, der offensichtlich in den letzten Zügen lag.

Dort war seine erste Frage: »Hat der Kranke etwas zu sich genommen?«

»O ja«, antwortete dessen Frau, »gerade war der Priester da – der hat ihm den Leib Christi gegeben.«

Daraufhin Paracelsus: »So, dann bin ich ja überflüssig, denn Christus ist zweifellos ein weit besserer Arzt als ich.«

(Quelle: Hans Killian: Die heitere Diagnose, Kindler-Verlag, 1982)

Medizinische Zungenbrecher

Es gibt viele Arten von Brüchen: Eingeweidebrüche ebenso wie Knochenbrüche, ja, Urologen kennen sogar den Penisbruch. Doch einen Zungenbruch gibt es definitiv nicht. Sehr wohl aber Zungenbrecher. Die finden sich in der medizinischen Fachsprache zuhauf. Wenn Sie es schaffen, die nachfolgenden 15 Beispiele ohne die Erläuterungen in den Klammern (betonte Silben unterstrichen) in drei Minuten fehlerfrei auszusprechen, ohne dabei einen Knoten in die Zunge zu bekommen, sind Sie geradezu prädestiniert, Arzt zu werden.

1. Abetalipoproteinämie: Fehlen bestimmter Eiweißstoffe im Blut (Aussprache: A-beta-lipo-protein-ämie)
2. Cholangiophytiasis: Ansammlung pflanzlicher Bestandteile im Gallengang (Aussprache: Chol-angio-phyti-asis)
3. Choledochojejunostomie: operative Verbindung zwischen Gallengang und Dünndarm (Aussprache: Choledocho-jejuno-stomie)
4. Chorioideasklerose: Verhärtung der Aderhaut im Auge (Aussprache: Chorio-idea-sklerose)
5. Ductus epididymidis: Samenleiter (Aussprache: Ductus epi-didy-midis)
6. Enzephalomyelitis: Entzündung von Gehirn und Rückenmark (Aussprache: Enzephalo-myelitis)
7. Hyperaminoazidurie: gesteigerte Ausscheidung von Aminosäuren mit dem Urin (Aussprache: Hyper-amino-azid-urie)
8. Kardioanästhesiologie: Lehre von den Narkoseverfahren bei Herzoperationen (Aussprache: Kardio-anäs-thesi-ologie)
9. Musculus pterygoideus lateralis: mundschließender Kaumuskel (Aussprache: Musculus pterygo-ideus late-ralis)
10. Nephroureterektomie: operative Entfernung einer Niere samt Harnleiter (Aussprache: Nephro-ureter-ektomie)
11. Ophthalmophthisis: Schrumpfung des Augapfels (Aussprache: Ophthalmo-phthisis)
12. Pharyngokonjunktivalfieber: virusbedingte kombinierte Rachen- und Bindehautentzündung (Aussprache: Pharyngo-konjunktival-fieber)
13. Phthiriasis: Befall mit Filzläusen (Aussprache: Phthiriasis)
14. Pseudohypoparathyreoidismus: fehlendes Ansprechen auf das Hormon der Nebenschilddrüsen (Aussprache: Pseudo-hypo-para-thyreoi-dismus)

15. Globoidzellenleukodystrophie: Erbkrankheit mit Zerfall bestimmter Strukturen des Zentralnervensystems (Aussprache: Globoid-zellen-leuko-dys-trophie)

Limerick

»Mein Herr«, sprach 'ne Leber in Boll,
»der treibt's mit dem Alk gar zu toll.
Noch einmal ein Gin,
dann schmeiße ich hin.
Ich habe die Schnauze echt voll.«

(Jürgen Brater)

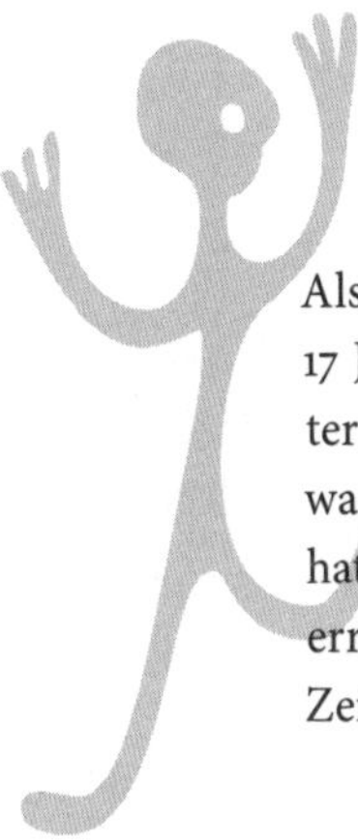

KINDLICHER GIGANT

Als der Amerikaner Robert Wadlow gerade mal 17 Jahre alt war, maß er bereits stolze 2,45 Meter. Doch damit war er noch keinesfalls ausgewachsen. Denn bis zu seinem Tod im Jahr 1940 hatte er die unglaubliche Länge von 2,72 Metern erreicht, was ihn zum größten Menschen aller Zeiten machte.

(Quelle: Guinness World Records, 2013)

Gehirngewichte berühmter Menschen

Eines gleich vorweg: Die Größe beziehungsweise das Gewicht des Gehirns sagt nichts über die Intelligenz eines Menschen aus. Wäre es so, müssten Männer mit einem durchschnittlichen Gewicht ihres Denkorgans von 1400 Gramm klüger sein als Frauen, deren Gehirn im Mittel 130 Gramm weniger wiegt. Doch wer würde das behaupten? Dennoch ist es ganz unterhaltsam, sich einmal die Werte bedeutender Persönlichkeiten anzusehen, wobei diese im Grunde nur bei gleichaltrigen Menschen vergleichbar sind, da das Gehirngewicht mit fortschreitendem Alter abnimmt. Da man die Masse des Denk- und Steuerungsorgans aber logischerweise nur nach dem Tod bestimmen kann und von den angeführten Männern einige wie etwa Bismarck mit 83 Jahren recht alt wurden, während andere wie Lord Byron schon in ihren Dreißigern starben, sind die Werte ein wenig mit Vorsicht zu genießen. Bei den meisten Berühmtheiten wurde das Gehirngewicht nie gemessen.

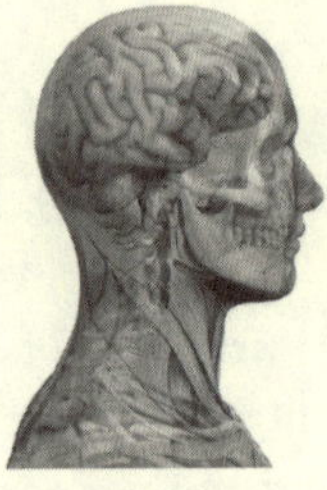

Justus v. Liebig (deutscher Chemiker)	1350 Gramm
Hermann v. Helmholtz (deutscher Physiker)	1420 Gramm
Dante Alighieri (italienischer Dichter)	1430 Gramm
Friedrich Gauß (deutscher Mathematiker)	1490 Gramm
Immanuel Kant (deutscher Philosoph)	1650 Gramm
Otto Graf Bismarck (deutscher Politiker)	1810 Gramm
Georges Cuvier (französischer Naturforscher)	1860 Gramm
Oliver Cromwell (englischer Politiker)	2000 Gramm
Lord Byron (britischer Dichter)	2230 Gramm

(Quelle: K. und S. Kunsch: Der Mensch in Zahlen, Spektrum-Verlag, 2000)

Schöne Lippen durch Krampfadern

Krampfadern gelten allgemein als unschön und lästig. Dabei lassen sie sich – sofern die Frau, die unter ihnen leidet, gerne vollere Lippen hätte – durchaus sinnvoll verwenden. Eine österreichische Schönheitschirurgin hat nämlich ein Operationsverfahren entwickelt, bei dem sie die entfernten Venen in die Lippen einpflanzt und diesen damit mehr Volumen verleiht. Die Krampfadern werden dabei in kleine Streifen geschnitten und mithilfe einer Nadel unter die Haut der Lippen gespritzt. Angeblich hat die Methode gegenüber der Verwendung von GORE-TEX® oder schaumstoffartigen Materialien den Vorteil, dass keine unschönen Knoten entstehen. Hübsche Beine und ein verführerischer Kussmund – und das alles in einem Aufwasch!

Arztwitz 1

Kommt ein Mann zum Arzt und schreibt auf einen Zettel: »Ich bin stumm. Ich kann nicht sprechen.«

Daraufhin nimmt der Arzt einen Hammer und haut dem Mann mit Wucht auf die Hand.

»Aaaaaaaaaa«, schreit der Mann laut.

»Na, wunderbar«, sagt der Arzt, »nächste Woche üben wir das B.«

Kopfschmerzen durch Schmerztabletten

Statistiken zufolge leiden drei von vier Deutschen mehr oder minder häufig unter Kopfschmerzen, denen sie mit Tabletten zu Leibe rücken. Doch das ist keinesfalls unproblematisch. Denn auf Dauer können Schmerzmittel die Beschwerden sogar noch verstärken, indem sie einen sogenannten »medikamenteninduzierten Kopfschmerz« auslösen. Woraufhin der Betroffene in Unkenntnis der Zusammenhänge noch mehr Tabletten schluckt und damit einen fatalen Teufelskreis in Gang setzt.

Warum das so ist, ist noch weitgehend unklar. Fest steht nur, dass die ständige Tabletteneinnahme die Schmerzschwelle nicht etwa anhebt, sondern absenkt, sodass die Betroffenen auf Dauer immer empfindlicher werden. Auffällig ist zudem, dass der medikamenteninduzierte Kopfschmerz ausschließlich Menschen befällt, die Medikamente gegen Kopfweh einnehmen, während Personen mit anderen Leiden, auch wenn sie reichlich Schmerzmittel konsumieren, davon verschont bleiben. Eine grundsätzliche Veranlagung scheint also erforderlich zu sein. Wer daher bei chronischen Kopfschmerzen eigenmächtig und über längere Zeit Tabletten schluckt, muss irgendwann damit rechnen, dass es ihm hinterher schlechter geht als zuvor.

Ururalt

Der älteste Mensch, der je gelebt hat, war der Däne Christian Mortensen. Als er 1998 starb, war er exakt 115 Jahre und 252 Tage alt. Damit erreichte er jedoch ein deutlich geringeres Alter als die Rekordhalterin bei den Frauen. Das war die Französin Jeanne Calment, die 1997 mit 122 Jahren und 164 Tagen das Zeitliche segnete.

(Quelle: Guinness World Records, 2013)

Skurrile Forschung: »Akutes Management von in Reißverschlüssen eingeklemmten Penissen«

In der Studie, die 1993 mit dem Ig-Nobelpreis für Medizin (siehe Seite 13) ausgezeichnet wurde, schreibt die Autorin Satish Chandra Mishra aus Neu Delhi, dass das Einklemmen der Vorhaut in einen Reißverschluss – wer hätte das gedacht? – für einen Jungen ein höchst schmerzhaftes Ereignis darstellt und dass jede übereilte Maßnahme, den Penis wieder freizubekommen, die Sache nur noch verschlimmert. Dann beschreibt sie anhand dreier konkreter Fälle, bei denen Jungen von fünf bis sieben Jahren ihr männliches Attribut beim Versuch, die Hose zu schließen, in den Reißverschluss des Hosenladens eingezwickt hatten, eine Technik, die angeblich in solchen Fällen zuverlässig hilft, ohne dem armen Opfer zusätzliche Qualen zu bereiten. Dazu muss man den Reißverschluss zunächst mit einem gewöhnlichen Seitenschneider links und rechts von der eingeklemmten Vorhaut in seine beiden Hälften trennen und anschließend den Schließer mit einer Wäscheklammer fest fassen, sodass die beiden unmittelbar angrenzenden, die Vorhaut umschließenden Reißverschlussteile auseinandergedrückt werden. Danach kann man den eingeklemmten Hautabschnitt angeblich vorsichtig aus seiner misslichen Lage befreien. Die Autorin betont, die von ihr vorgeschlagene Methode eigne sich für jede Art von Reißverschlüssen, sie sei schnell, einfach und für den Betroffenen schmerzlos, und – das betont sie extra – mit irgendwelchen bleibenden Penisschäden sei nicht zu rechnen.

Eigentlich sollte ihre Arbeit für jeden Jungen und jeden Mann eine absolute Pflichtlektüre sein.

Der peinliche Scheidenpups

»Flatus vaginalis« – mit diesem, wörtlich »Scheidenwind« bedeutenden Fachausdruck bezeichnen Mediziner den unwillkürlichen Abgang von Luft aus der weiblichen Scheide, vor allem bei sportlichen Übungen, aber auch beim Geschlechtsverkehr. Die Sache ist deshalb ziemlich peinlich, weil das begleitende Geräusch fatal an den Abgang von Darmgasen erinnert. Doch auch wenn so ein »Scheidenpups« bisweilen genauso brummt und knattert wie sein rückwärtiger Namensvetter, so hat er diesem gegenüber doch einen entscheidenden Vorteil: Da er keine Verdauungsgase, sondern ausschließlich Luft enthält, stinkt er nicht.

»Wenn es die Männer wären, die die Kinder bekämen ...

... wäre die Menschheit schon längst ausgestorben.« Ein abgedroschener Spruch, an dem aber ja vielleicht wirklich etwas dran ist. Das dachten sich zumindest zwei niederländische Fernsehmoderatoren und beschlossen, der Sache endlich einmal auf den Grund zu gehen. Zu diesem Zweck ließen sie sich in einer Amsterdamer Geburtsklinik per Elektrostimulation freiwillig Schmerzen zufügen, die exakt denen entsprachen, die eine Frau bei einer Geburt aushalten muss. Und damit sie nicht schummeln konnten, ließen sie sich während der künstlichen Wehen, bei denen ihnen eine professionelle Geburtshelferin zur Seite stand, die ganze Zeit – vereinbart waren zwei Stunden – filmen.

Alberten die beiden während der ersten schwachen Wehen noch ausgelassen herum, wurde die Angelegenheit schnell ernst: Die Männer ballten die Fäuste, verzogen ihre Gesichter, krampften heftig und stießen schrille Schmerzensschreie aus. Die Hebamme blieb dabei ganz ruhig – so wie bei einer echten Geburt eben auch. Ja, sie gab den schwer leidenden Probanden sogar dieselben professionellen Ratschläge wie tatsächlich Gebärenden auch, zum Beispiel: »Stellt euch vor, der Schmerz ist eine Welle, die auf euch zukommt. Wie jede Welle geht die auch wieder.«

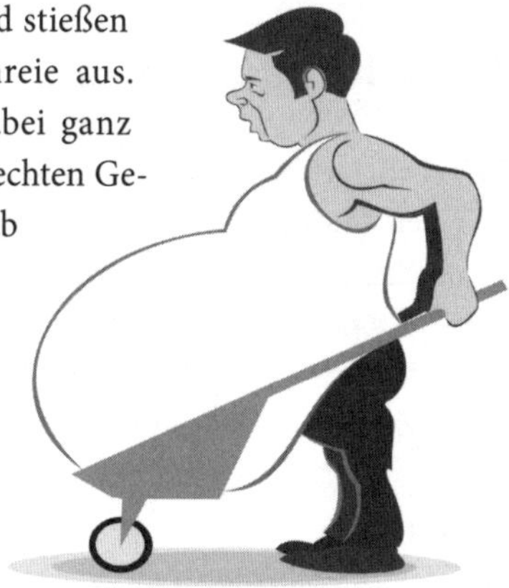

Doch der Erfolg ihrer beruhigenden Worte war bescheiden. Einer der beiden Männer wollte schon nach etwas mehr als einer Stunde aufgeben und war nur mit starken Schmerzmitteln zum Weitermachen zu bewegen. Sein Kollege versuchte dagegen, seine Qualen unter fachkundiger Anleitung der Geburtshelferin durch ständige Positionswechsel – auf dem Bauch liegend, sich auf beiden Ellbogen abstützend, auf allen Vieren kniend und so weiter – zu lindern. Tatsächlich hielt er im Gegensatz zu seinem Mitstreiter, der trotz der schmerzlindernden Mittel schlapp machte, die vollen zwei Stunden durch. Danach reichte ihm die Hebamme endlich sanft lächelnd eine Stoffpuppe: »Hier ist ihre Tochter.«

Die ließ sich der völlig erschöpfte Mann in die Arme legen und flüsterte dann mit letzter Kraft: »Ich glaube nicht, dass ich nach dieser grässlichen Erfahrung noch möchte, dass meine Frau wieder schwanger wird.« Und das, obwohl für ihn schon nach zwei Stunden Schluss war. Die meisten wirklichen Geburten dauern wesentlich länger, nicht selten sogar bis zu fünf Mal so lang.

Wenn Kranke hämisch lachen

Dass ein Kranker alles andere als fröhlich dreinblickt, dass er ein mürrisches oder gar schmerzverzerrtes Gesicht macht, ist mehr oder weniger normal. Schließlich ist eine Krankheit kein Vergnügen. Es gibt jedoch ein Leiden, bei dem der Betroffene genau das Gegenteil tut und sein Gesicht die ganze Zeit zu einem hämischen Lachen verzieht. Allerdings tut er das ganz und gar nicht freiwillig und kann damit auch nicht einfach wieder aufhören. Die Rede ist vom sogenannten »sardonischen Lachen«, mit dem Fachausdruck »Risus sardonicus« genannt. Das kommt dadurch zustande, dass sich die Gesichtsmuskeln verkrampfen und dabei die Mundwinkel derart zur Seite ziehen, dass der Kranke tatsächlich, wenn auch etwas starr, zu grinsen scheint.

Die Krankheit, deren typisches Anfangssymptom dieses »Lachen« ist, ist der Wundstarrkrampf. Der wird vom Gift eines Bakteriums ausgelöst, das vor allem über mit Dreck und Straßenstaub verschmutzte Wunden in den Körper eindringt und dort bestimmte Zellen des Zentralnervensystems hemmt. Mit der Folge, dass Nervenimpulse aus dem Gehirn gleichsam ungefiltert, das heißt mit voller Stärke, zu den Muskeln gelangen, die sich daraufhin krampfhaft zusammenziehen.

Seit bei Verletzungen mit verschmutzten Wunden routinemäßig gegen Wundstarrkrampf geimpft wird, ist die Krankheit in den westlichen Ländern allerdings sehr selten geworden. Das ist auch gut so, denn selbst bei intensiver Behandlung stirbt etwa jeder fünfte Befallene daran. Wer hämisch lacht, tut dies also keinesfalls immer aus spöttischer Belustigung heraus, sondern hat schlimmstenfalls die längste Zeit gelebt.

Präzise Familienplanung

Weltweit ist es bisher, soweit man weiß, nur fünf Mal vorgekommen, dass eine Frau an exakt demselben Datum in verschiedenen Jahren Zwillinge bekommen hat. Diejenige, die das Kunststück zum letzten Mal fertiggebracht hat, ist die Britin Tracey Bagaban. Am 27. Februar 2008 wurde sie von zwei Jungen und genau drei Jahre später, am 27. Februar 2011, von zwei Mädchen entbunden. Wenn das keine präzise Familienplanung ist!

(Quelle: Guinness World Records 2013)

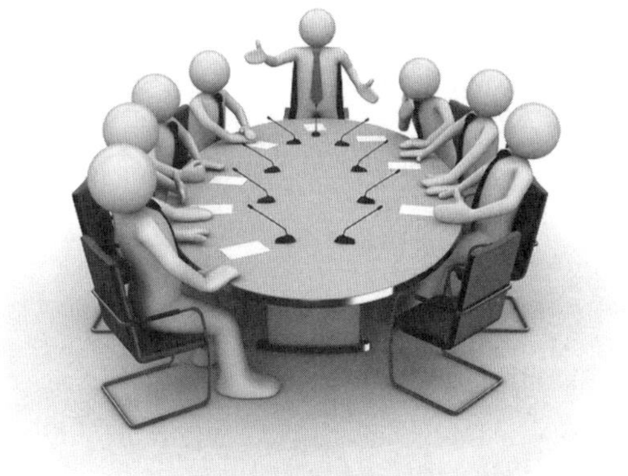

»Äh, ich wollte natürlich sagen ...«

Wem ist es nicht schon mal passiert, dass er sich versprochen oder – in der Regel, ohne es selbst zu merken – totalen Blödsinn verzapft hat? Vor derartigen Missgeschicken sind selbst Profis aus Radio und Fernsehen nicht gefeit. Und Studiogäste in ihrer verständlichen Aufregung schon gar nicht:

Gabi Bauer in den *Tagesthemen* / ARD: »Der Pilot war sofort tot. Verletzt wurde bei dem Unglück jedoch niemand.«

Manuela Lundgren im *Hamburger Journal* / N3: »Polo ist eine schwierige Sportart. Prinz Charles hat sich dabei schon so manchen Arm gebrochen.«

Sportreporter beim Länderspiel Finnland – Deutschland / ZDF: »Ziege ist umgeknickt. Es sieht nach einer Schulterverletzung aus.«

Fernsehpfarrer Jürgen Fliege in seiner Show / ARD: »Sie sagen, der Schlangenbiss sei tödlich. Wie tödlich?«

Publizist Wolf Schneider im *Nachtstudio* / ZDF: »Eines Tages wacht man auf und ist tot.«

Studiogast in *Explosiv* / RTL: »Ich habe es nur aus den Augenwinkeln gehört.«

Experte in *Früh-Stück mit Tieren* / SWR3: »Man sieht sie nicht, man hört sie nur – die lautlosen Jäger der Nacht.«

Sonja Zietlow in ihrer Show / SAT1: »Seit wann weißt du, dass du einen leiblichen Vater hast?«

Alfred Biolek in *Alfredissimo* / ARD: »Es schmeckt so ein bisschen nach meiner Großmutter, das ist das Schöne daran.«

Gast in der Talkshow *Andreas Türck* / ProSieben: »Ich fühle mich wie das fünfte Rad am Bein.«

Talkgast bei *Bärbel Schäfer* / RTL: »Ich bin auf dem rechten Ohr fast blind.«

Hans Eichel bei *Sabine Christiansen* / ARD: »Alle zehn Jahre werden die Menschen ein Jahr älter.«

Weiblicher Studiogast in der Sendung *Riverboat* / MDR: »Als ich meinen Mann kennenlernte, war ich schon nach einem Monat hochschwanger.«

(Quelle: Helga Schmidt: Stilblüten aus Politik, Sport, Schule und Medien, Edition XXL, 2007)

Nomen est omen

Ob manche Mediziner deswegen eine bestimmte Facharztrichtung gewählt haben, weil sie so schön zu ihrem Namen passt, oder ob es sich um bloßen Zufall handelt, wissen nur sie selbst. Fest steht, dass die Kombinationen aus Name und Berufsbezeichnung nicht nur ihre Patienten schmunzeln lässt.

Unter anderem finden sich in den Ärzteverzeichnissen der deutschen Telefonbücher folgende Einträge:

Allgemeinmediziner:
Dr. Arzt, Dr. Eiter, Dr. Fieber, Dr. Knochenbrecher, Dr. Kotzmann, Dr. Pein, Dr. Pille, Dr. Schienbein, Dr. Schlachter

Augenärzte:
Dr. Blind, Dr. Hell, Dr. Lux, Dr. Schiele

Chirurgen:
Dr. Aufschnaiter, Dr. Fleischer, Dr. Grausam, Dr. Ungeheuer

Frauenärzte:
Dr. Balz, Dr. Bläser, Dr. Frauenrath, Dr. Liebe, Dr. Loch, Dr. Mößler, Dr. Röhre, Dr. Spreitzer

Hautärzte:
Dr. Kratzig, Dr. Schweiß, Dr. Wundt

Internisten:

Dr. Bauch, Dr. Hartleib, Dr. v. Hinüber, Dr. Krebs, Dr. Todt

Kinderärzte:

Dr. Böse, Dr. Lieb, Dr. Neugeboren, Dr. Nothjunge, Dr. Virus

Orthopäden:

Dr. Fuß, Dr. Krummbein, Dr. Kuhfuß

Psychiater:

Dr. Fasel, Dr. Sorgenfrei, Dr. Spinner, Dr. Tröstl

Urologen:

Dr. Rüssel, Dr. Sackmann, Dr. Schiffer, Dr. Wasserfuhr

Zahnärzte;

Dr. Beißer, Dr. Brüll, Dr. Goldlücke, Dr. Karius, Dr. Lochmann, Dr. Maul, Dr. Mund, Dr. Quäling, Dr. Schrei, Dr. Wimmer, Dr. Zahn, Dr. Zange

Tierärzte:

Dr. Fettköter, Dr. Hammel, Dr. Huhn, Dr. Katzenbeißer

Aus diesen Beispielen nun aber den Schluss zu ziehen, der Name eines Arztes oder einer Ärztin lasse stets zuverlässig auf die jeweilige medizinische Fachrichtung schließen, ist falsch, denn:

Dr. Kitzler ist kein Frauen-, sondern ein Kinderarzt. Auch Dr. Möseritz praktiziert nicht als Gynäkologe, sondern als Chirurg. Dr. Steinbiß ist Tier- und nicht Zahnarzt und somit kein enger Kollege von Dr. Pickel, einem Zahnarzt, der doch so schön hätte Hautarzt werden können. Und warum Dr. Windel nicht Kinderarzt, sondern Internist geworden ist, ist ebenso unbegreiflich wie die Berufswahl von Dr. Strahl, der keinesfalls Urologe ist, aber mit seinem Namen immerhin auch als Kinderarzt nicht ganz danebenliegt.

Mädchen, die Jungen sind

Die betroffenen Mädchen – denn als solche fühlen sie sich – fallen oft durch ihre besondere Schönheit auf. Und bis zur Pubertät ist an ihnen auch nichts Außergewöhnliches zu bemerken. Doch dann bekommen sie im Gegensatz zu ihren Geschlechtsgenossinnen kein Schamhaar und vor allem keine Menstruation. Was eigentlich auch nicht erstaunt, denn sie sind gar keine Mädchen, sondern Jungen.

Die seltene (statistisch ein Fall auf 25 000 Geburten) hormonelle Abnormität, unter der sie leiden, heißt »testikuläre Feminisierung«, was sinngemäß etwa so viel bedeutet wie »Verweiblichung mit Hoden«. Die betroffenen »Mädchen« besitzen eine – allerdings oft blind endende – Scheide und nicht selten sogar eine Gebärmutter. Und dennoch weisen ihre Chromosomen (Geschlechtschromosomen XY, im Gegensatz zur üblichen weiblichen Kombination XX) sie eindeutig als Jungen aus. Tatsächlich lassen sich bei genauerer Untersuchung der Sexualorgane fast immer ein verkümmerter Penis und Hoden finden, die jedoch im Inneren der großen Schamlippen verborgen bleiben.

Verantwortlich für die kuriose Abnormität ist ein Gendefekt, aufgrund dessen das männliche Geschlechtshormon Testosteron die Zielgewebe nicht in Richtung Mann ausformen kann. Und die – auch beim männlichen Geschlecht vorhandenen – weiblichen Hormone sorgen dann dafür, dass der Junge äußerlich wie ein Mädchen aussieht.

Die testikuläre Feminisierung lässt sich nicht heilen; die betroffenen »Frauen« sind stets unfruchtbar und können sich allenfalls damit trösten, dass sie in der Regel auffallend hübsch sind.

Häufigkeit der Blutgruppe B bei verschiedenen Völkern

Navajo-Indianer	0,2 Prozent
Australier	2,1 Prozent
Eskimos	4,8 Prozent
Franzosen	7,2 Prozent
Buschmänner	8,5 Prozent
Italiener	10,6 Prozent
Deutsche	12,5 Prozent
Ungarn	15,7 Prozent
Finnen	18,0 Prozent
Polen	19,5 Prozent
Chinesen	23,0 Prozent
Russen	23,2 Prozent
Roma und Sinti	35,3 Prozent

(Quelle: K. und S. Kunsch: Der Mensch in Zahlen, Spektrum-Verlag, 2000)

Ein bisschen Querdenken gefällig?

Quer- oder um die Ecke denken heißt, gewohnte Überlegungsmuster zu verlassen, für Wörter andere, ungewöhnliche Begriffe zu verwenden und diese auf manchmal skurrile Weise miteinander zu verknüpfen. Ein Beispiel: »Behälter für rheinisch gesprochenes Gotteshaus?« Nun, »Gotteshaus« kann eigentlich nur »Kirche« sein. Und die wird im Rheinland »Kirsche« gesprochen. Jetzt noch einen passenden Behälter dazu, und schon haben wir »Kirschtasche«.

Hier sind zehn Querdenkerrätsel mit medizinischen

Lösungen. Ob Sie richtig geraten haben, erfahren Sie auf Seite 150.

1. Blutgefäß an unvollständigem Tor?
2. Tipp für ein wehrhaftes Krabbeltier, ein Getränk auf einfache Weise zu kühlen?
3. Tierhaut eines falsch geschriebenen kleinen Menschen?
4. Extremität zum Aufsperren?
5. Aufstiegshilfe für Hühnerprodukte?
6. Lautäußerungsfraktur?
7. Austausch von textilem Gewebe?
8. Mit Körperflüssigkeit gemaltes Gemälde?
9. Hüpfer einer aus Wasser aufsteigenden Gasansammlung?
10. Von den Eltern vermachte Harke?

KURZE LIEBE

Das kleinste bekannte Ehepaar aller Zeiten waren die Brasilianer Douglas Maistre Breger da Silva und Claudia Pereira Rocha. Als sie 1998 heirateten, maß er nicht mehr als 90 Zentimeter und war damit sogar noch drei Zentimeter kleiner als seine Ehefrau.

(Quelle: Guinness World Records, 2013)

Das versteinerte Kind

Man schrieb das Jahr 1554, als Colombe Chatri aus Sens in Burgund sich anschickte, ein Baby zu gebären. Zumindest sah alles danach aus, denn nach einer problemlos verlaufenen Schwangerschaft bekam sie Wehen, dann ging eine Menge

Fruchtwasser ab. Doch mehr passierte nicht, kein Kind kam zur Welt, eine Geburt fand nicht statt. Die nächsten Jahre ging es der Frau sehr schlecht. Sie konnte das Ungeborene in ihrem Leib fühlen, hatte immer wieder Leibschmerzen und verstarb schließlich im Alter von 68 Jahren.

Nach ihrem Tod wurde sie auf Wunsch ihres Ehemannes seziert, und der Arzt staunte nicht schlecht, als er in ihrem Bauch ein großes, eiartiges, sehr hartes Gebilde fand, das sich nur mit Gewalt aufbrechen ließ. Darin lag ein vollständiges, aber komplett versteinertes kleines Mädchen. Das war der erste verbürgte Fall eines Steinkindes (medizinisch: »Lithopaedion«), dem im Lauf der Jahre etliche weitere folgten. Bis 1880 waren bereits 47 Fälle bekannt, bis 2010 waren es schon mehr als 300. Dabei unterscheidet man drei Varianten: Bei der ersten ist nur die Fruchthülle, nicht aber das Kind versteinert, bei der zweiten zwar das Baby, nicht aber die umhüllende Membran, und beim dritten sind sowohl das Kind als auch seine Hülle steinhart. Das Kind von Sens gehörte zu Gruppe drei.

Heute weiß man, dass einer solchen Missbildung niemals eine übliche Gebärmutter-, sondern stets eine Bauchhöhlen- oder Eileiterschwangerschaft vorausgeht. Normalerweise wird ein sich dort einnistender Embryo vom Körper aufgelöst, im Fall eines Steinkindes lagert sich jedoch Kalk ein, der das Baby im Mutterleib mumifiziert.

Skurrile Forschung: »Die bevorzugten Gefäße norwegischer Patienten für Urinproben«

Für diese überaus aufschlussreiche, im *Journal of the Norwegian Medical Association* veröffentlichte Studie erhielt ihr Autor, der norwegische Arzt Arvid Vatle, im Jahr 1999 den ig-

Nobelpreis für Medizin (siehe Seite 13). Jahrelang hatte Vatle akribisch notiert, in welchen Behältern ihm seine Patienten Urin zur Untersuchung in die Praxis brachten. Das waren – man glaubt es kaum – mehr als 110 unterschiedliche Typen: angefangen von allen möglichen Flaschen, die ursprünglich Cola, Wein, Bier, Whisky oder andere Alkoholika enthalten hatten, über Parfumflakons, Marmeladengläser und diverse Kunststoffbehälter bis hin zu Deorollern mit entferntem Rollball.

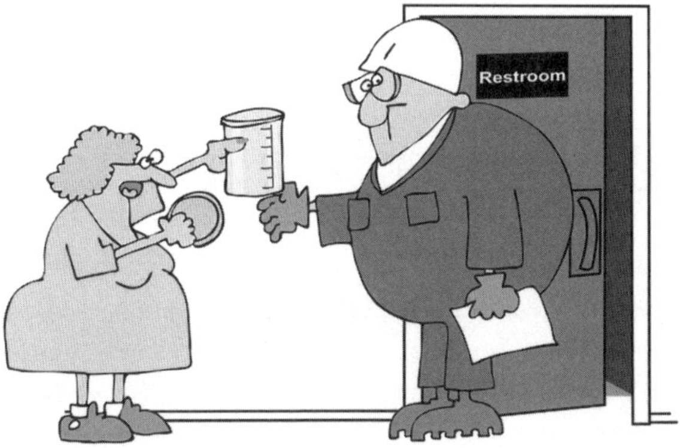

All diese Gefäße erwiesen sich als ebenso geeignet wie Gläser, in denen zuvor Tomatensoße oder saure Heringe verkauft worden waren. Denn samt und sonders waren sie von den Urinlieferanten vorher sorgfältig gereinigt worden.

Darüber hinaus beschäftigte Vatle sich in seiner Arbeit aber auch mit der Frage, ob es irgendeinen Zusammenhang zwischen der Art des Probengefäßes und der Krankheit des Patienten oder dem Ergebnis der Laboruntersuchung gab, und kam dabei zu dem Ergebnis, dass beides eindeutig nicht der Fall war.

Das ist doch irgendwie beruhigend.

Biblischer Vater

Der 1998 verstorbene US-Amerikaner Les Colley hält den Rekord als ältester bekannter Vater aller Zeiten. Als er 92 Jahre und zehn Monate alt war, brachte seine Frau ein Kind zur Welt, das angeblich von ihm gezeugt worden war. Aber bekanntlich steht ja immer nur die Mutter fest.

(Quelle: Guinness World Records. 2013)

Hätten Sie gewusst ...? 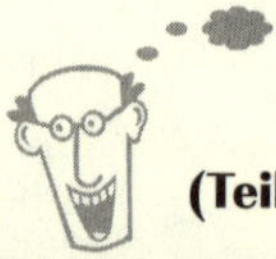 (Teil 1)

Von der Geburt bis zum Tod, rund um die Uhr, bleibt unser Körper im Wesentlichen derselbe. Da sollte man doch meinen, wir würden ihn besser kennen als sonst irgendetwas auf der Welt. Doch das Gegenteil ist der Fall. Unser Körper ist und bleibt für uns ein fremdes, höchst erstaunliches Wesen. Oder hätten Sie gewusst ...

... dass der Körper eines Erwachsenen aus rund 100 Billionen Zellen besteht, von denen jede Sekunde 50 Millionen durch neue ersetzt werden?

... dass in unserem Knochenmark jede Sekunde rund zwei Millionen neue Blutkörperchen entstehen?

... dass wir in unserem Leben mehr als 35 000 Liter Urin pinkeln, mit dem man mehr als 300 Badewannen füllen könnte?

... dass unser Darm sechs bis sieben Meter lang ist?

... dass der stärkste Muskel unseres Körpers der große Kaumuskel (Musculus masseter) ist?

... dass auf unserer Haut sowie in jeweils 1,5 Milliliter Darmflüssigkeit mehr Bakterien leben als Menschen auf der Erde?

... dass die Gesamtfläche unserer Lungenbläschen ebenso wie die Fläche der Darmschleimhaut etwa der Größe eines Tennisplatzes entspricht?

... dass unsere Blutgefäße insgesamt mehr als zwei Mal um den Äquator reichen?

... dass unser Herz gerade mal mit einer Dauerleistung von zwei Watt arbeitet?

... dass unser feinstes Tastorgan die Zungenspitze ist und dass auf den nächsten Plätzen Fingerspitzen, Geschlechtsorgane und Brustwarzen folgen?

... dass die Nervenfasern unserer Haut insgesamt etwa 80 Kilometer lang sind?

... dass wir – regelmäßig abwechselnd – immer nur durch ein Nasenloch atmen?

(Fortsetzung Seite 52)

100 Orgasmen pro Tag

Das Leben ist manchmal sehr ungerecht: Da sehnen sich viele Frauen bei jedem Sex, den sie haben, ebenso intensiv wie erfolglos nach einem Orgasmus, und eine Geschlechtsgenossin, die Britin Kim Ramsey, erlebt davon so viele, dass sie sie allesamt liebend gerne verschenken würde. Die 45-jährige Krankenschwester leidet nämlich unter einer extrem seltenen Krankheit namens »Persistent Sexual Arousal Syndrome«, was man in etwa mit »Andauernde sexuelle Erregungsstörung« übersetzen kann. Das Leiden gilt als unheilbar und äußert sich darin, dass schon die kleinste körperliche Bewegung einen heftigen Orgasmus auslösen kann, dem danach oft noch viele weitere folgen. Schon das Ruckeln beim Busfahren oder die Aktivitäten bei der täglichen Hausarbeit reichen aus, um bei Kim Ramsey einen regelrechten Orgasmus-Sturm in Gang zu setzen, an dessen Ende sie nicht nur körperlich total erschöpft ist, sondern auch unter heftigen Schmerzen im Intimbereich leidet. Was anderen Frauen heiße Lustgefühle beschert, ist bei ihr zu einem regelrechten Albtraum geworden.

Wie die Britin zu der kuriosen Störung gekommen ist, ist unklar. Fest steht, dass sie früher eine ganz normale Frau mit ganz normalem sexuellem Empfinden war. Möglicherweise war ein Sturz von einer Treppe vor zehn Jahren, der zystische Veränderungen an der Wirbelsäule zur Folge hatte, die eigentliche Ursache. Denn seit jenem Unfall wird die arme Frau von einem Orgasmus nach dem anderen heimgesucht.

»Das erste Mal, dass mir das passiert ist, war nach dem Sex mit einem neuen Freund im Jahr 2008. Volle vier Tage lang hatte ich danach heftige Orgasmen. Ich dachte, ich würde verrückt. Zuerst schob ich die ›Schuld‹ auf den Mann, doch auch nach dem Geschlechtsverkehr mit einem anderen Partner erlebte ich dasselbe. Und bald bedurfte es dann gar keiner sexuellen Aktivitäten mehr, vielmehr verursachten schon banale Bewegungen, die mit Sex überhaupt nichts zu tun hatten, starke Orgasmen. Und dabei ist es bis heute geblieben.«

Wirklich, das Leben ist ungerecht.

Teurer Rat

Im Nachlass von Hermann Boerhaave (1668 – 1738), einem holländischen Arzt, der die europäische Medizin jahrzehntelang maßgeblich beeinflusste, fand man ein gut verpacktes und sorgfältig versiegeltes Paket mit der Aufschrift »Die einzigen und tiefsten Geheimnisse der Arzneikunst«.

Fest überzeugt, ein überaus wertvolles Werk der Heilkunde zu erwerben, bezahlte ein Sammler bei einer Versteigerung von Boerhaaves Hinterlassenschaft dafür die stolze Summe von 10 000 Gulden. Doch als er seinen vermeintlichen Schatz zu Hause in fiebriger Aufregung öffnete, fand er in einer Unzahl Umhüllungen nur ein einziges beschriebenes Blatt Papier. Und darauf stand: »Halte den Kopf kalt, die Füße warm und lebe regelmäßig – so kannst du aller Ärzte spotten.«

(Quelle: Hans Killian: Die heitere Diagnose, Kindler-Verlag, 1982)

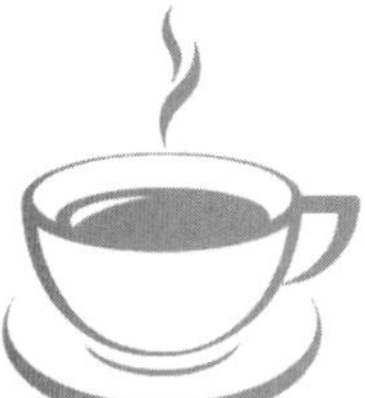

Kaffee senkt den Blutdruck

Was hilft, wenn man durchhängt, wenn man schlapp ist und träge? Ein kurzer Schlaf und Kaffee. Und da das mit dem Schlaf nicht immer möglich ist, bleibt oft nur der Kaffee. Der kurbelt den Kreislauf an, und schon ist man wieder fit. Tatsächlich schwören Millionen von Menschen auf Kaffee als Muntermacher, haben jedoch Sorge, zu viel davon könne auf Dauer den Blutdruck steigen lassen. Und ein zu hoher Blutdruck ist bekanntlich ein entscheidender Risikofaktor für Herzinfarkt und Schlaganfall.

Die Leute kann man beruhigen. Denn Schweizer Forscher haben in umfangreichen Untersuchungen belegt, dass Kaffee den Blutdruck nur kurzfristig anhebt, auf Dauer aber eher senkt. Insofern ähnelt er dem Joggen oder Radfahren. Auch diese sportlichen Betätigungen lassen den Blutdruck erst mal steigen, führen aber langfristig dazu, dass er sich auf einem niedrigeren Niveau einpendelt.

Allerdings ist der Effekt von Mensch zu Mensch verschieden, und das hat seinen Grund wiederum in der unterschiedlichen Aktivität eines Gens, das ein Koffein abbauendes Protein erzeugt. Menschen, in deren Körper dieses Protein in größeren Mengen produziert wird, trinken tendenziell mehr Kaffee – und haben statistisch einen niedrigeren Blutdruck. Allerdings funktioniert das Ganze nur bei Nichtrauchern, denn Nikotin beeinflusst die Aktivität des Gens maßgeblich.

Fazit: Gegen ein paar Tassen Kaffee jeden Tag ist, solange man dabei nicht raucht, absolut nichts einzuwenden. Im Gegenteil.

Wie sagen europäische Kinder, wenn sie klein müssen?

deutsch:	Pipi machen
englisch:	to do a wee-wee
französisch:	faire pipi
griechisch:	κάνω πιπί
italienisch:	fare pipì
niederländisch:	een plasje doen
polnisch:	robić siusiu
portugiesisch:	fazer xixi
schwedisch:	pinka
spanisch:	hacer pipì
türkisch:	çiş etmek

Selbst ist der Mann

Der US-amerikanische Forstarbeiter Donald Wyman geriet bei seiner Arbeit unter einen herabrollenden Baumstamm, der sein Bein so fest auf den Boden presste, dass er sich nicht mehr aus eigener Kraft befreien konnte. Das war besonders fatal, weil er weit und breit der einzige Mensch war und auch nicht damit rechnen konnte, dass in absehbarer Zeit Hilfe kommen würde. Da nahm er in seiner Not sein Messer zur Hand und schnitt sich kurzerhand das feststeckende Bein unterhalb des Knies ab. Aus dem Beinstumpf heftig blutend, kroch er anschließend 60 Meter weit zu seinem Kleinlaster und fuhr damit nach Hause. Dort angekommen, schleppte er sich ins Wohnzimmer und alarmierte endlich telefonisch den Notarzt.

(Quelle: Bernd Ellermann: Jeder siebte Gesunde war krank, DTV-Verlag, 1995)

Zweimal derselbe Fehler

Es klingt wie ein makabrer Scherz, aber es ist die Wahrheit: In den USA hat ein Chirurg innerhalb von fünf Jahren zweimal denselben fatalen Fehler begangen und das falsche, nämlich das gesunde Bein operiert. Nachdem ihm das zum

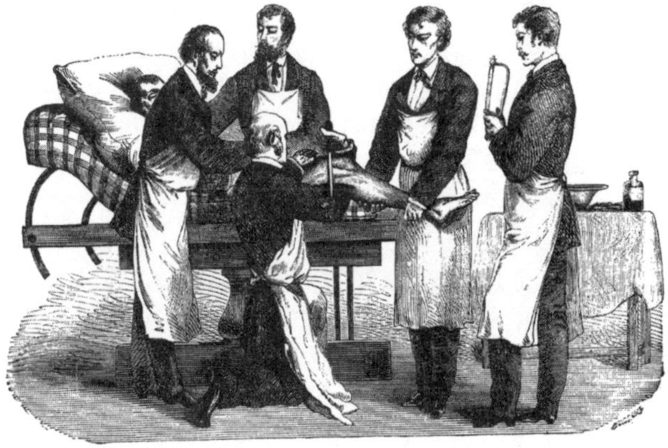

ersten Mal passiert war, erließ die Klinikleitung die Vorschrift, künftig vor jeder Gliedmaßenoperation den betreffenden Arm oder das kranke Bein mit einem nicht zu übersehenden Aufkleber »Yes!« zu versehen. Das war zwar auch beim zweiten Kunstfehler der Fall, doch der Arzt achtete entweder nicht auf das Etikett oder nahm es schlichtweg nicht zur Kenntnis. Warum, ist bis heute unklar.

Fakt ist, dass er nach seiner erneuten Fehloperation keinen chirurgischen Eingriff mehr durchführen durfte. Und um noch sicherer zu gehen, wird in dem Krankenhaus seitdem über das gesunde Bein beziehungsweise den gesunden Arm eine Art roter Strumpf gezogen, auf dem in dicken Lettern das Wort »NO!« prangt.

Man darf gespannt sein, ob das hilft.

Lange Nase, schmale Hüfte

Bekanntlich hat Pinocchio deshalb eine so lange Nase, weil sein Riechorgan jedes Mal ein Stück wächst, wenn er lügt. Doch auch ohne die Unwahrheit zu sagen, kann die Nase eines Menschen länger und länger werden – zumindest gefühlt. Das konnten Männer und Frauen an sich selbst feststellen, als sie an einem Versuch teilnahmen, bei denen man ihnen die Augen verband und dann den Bizeps eines Armes mittels eines Gerätes in feine Schwingungen versetzte. Wurden sie nun aufgefordert, sich mit der entsprechenden Hand an die Nase zu fassen, kam ihnen diese vor, als wäre sie mindestens 30 Zentimeter lang. Und das funktionierte sogar auch dann, wenn sie eine andere Versuchsperson an der Nase berührten.

Entdeckt hat diesen merkwürdigen Effekt der amerikanische Mediziner James R. Lackner. Und er war es auch, der ihm den Namen »Pinocchio-Illusion« gab. Lackner erklärt die Fehlempfindung damit, dass die Vibrationen die Lageempfindung des Armes massiv stören und dem Gehirn eine starke Streckung vorgaukeln. Und wenn man mit weit ausgestrecktem Arm die Nase berühren kann, muss diese – so folgert das Gehirn – logischerweise ziemlich lang sein.

Die Pinocchio-Illusion funktioniert aber keinesfalls nur mit der Nase. Auch andere Körperteile lassen sich leicht täuschen, wenn man bestimmte Muskeln in Schwingungen versetzt. So haben fest angeschnallte Personen, deren Achillessehne vibriert, das intensive Gefühl, der ganze Körper würde nach vorne kippen. Bei manchen ist der Effekt sogar dermaßen ausgeprägt, dass sie glauben, sie würden sich fortgesetzt im Kreis drehen.

Entscheidend für die Illusion sind die sogenannten Muskelspindeln, die pausenlos den Spannungszustand des betreffenden Muskels messen und dem Gehirn ständig mitteilen, in welcher Lage sich der Körper gerade befindet, ob er steht, läuft, sitzt, sich zur Seite oder nach vorne beugt und so weiter. Ohne diesen Lagesinn wären kontrollierte Bewegungen ganz und gar unmöglich. Und diese Spindeln geraten völlig durcheinander, wenn der Muskel, in dem sie stecken, von außen in Vibrationen versetzt wird.

Mithilfe der Pinocchio-Illusion kann man vollschlanken Menschen sogar kurzzeitig das erfreuliche Gefühl vermitteln, gertenschlank zu sein. Wenn man nämlich die Sehnen an ihren Handgelenken schwingen lässt, fühlen sich die Gelenke stärker gebeugt an, als sie wirklich sind. Fassen sich die Versuchspersonen dann an die Hüften, kommen die ihnen plötzlich viel schlanker vor, als sie es gewohnt sind. Leider jedoch nur so lange, wie die Vibration anhält.

Skurrile Forschung: »Verletzungen, verursacht von fallenden Kokosnüssen«

In seiner 2001 mit dem Ig-Nobelpreis (siehe Seite 15) ausgezeichneten Studie schreibt der Autor Peter Barss von der kanadischen McGill-Universität, dass an immerhin 2,5 Prozent der in der Klinik Alotau in Papua-Neuguinea behandelten Kopf-, Rücken- und Schulterverletzungen vom Baum fallende Kokosnüsse schuld sind. Warum diese Verletzungen zum Teil durchaus ernsterer Art sind, versteht man sofort, wenn man die Berechnungen des Forschers liest. Demnach kann nämlich eine der bis zu vier Kilogramm schweren Nüsse nach etwa 25 Meter freiem Fall ein Tempo von 80 Stundenkilometern erreichen und beim Aufprall auf das arme Opfer kurzfristig mehr als eine Tonne Druck ausüben.

Einer der beliebtesten Ratschläge auf den pazifischen Inseln ist denn auch: »Wenn dir deine Schwiegermutter auf die Nerven geht, mach mit ihr einen Spaziergang unter Kokospalmen.«

Wissenswertes über Pupse

Ein Pups oder Furz besteht aus Gas, das sich im Darm angesammelt hat und über den After ins Freie geblasen wird. Das ist allgemein bekannt. Doch es gibt noch einiges mehr, was man über dieses zugegeben unappetitliche Thema wissen sollte, nämlich etwa …

… dass der gesamte Darm normalerweise zwischen 50 und 200 Milliliter Gas enthält.

… dass sich darin nach dem Genuss gemischter Kost etwa 15, nach dem Verzehr von Bohnen aber mehr als 170 Milliliter Gas bilden.

… dass dazu noch etwa zwei bis drei Milliliter Luft kommen, die wir mit jedem Bissen herunterschlucken.

… dass der weitaus größte Teil dieses Gases vom Blut aufgenommen, zur Lunge transportiert und dort mit der Atemluft ausgeschieden wird.

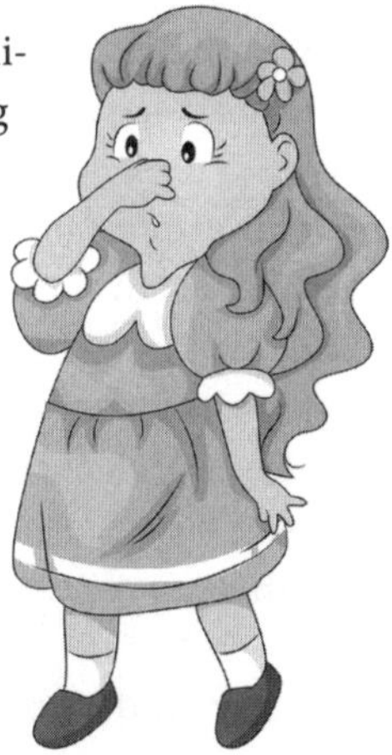

… dass nur der Rest – zirka 600 Milliliter Gas – über den Hinterausgang abgegeben, also ausgepupst wird.

… dass dies durchschnittlich in 15 Portionen zu je 40 Milliliter geschieht.

… dass aus diesen 600 Millilitern bei gasbildender Kost mehr als 2 Liter werden können, was mehr als einer Verdreifachung entspricht.

… dass 99 Prozent der Darmgase geruchlos sind, sodass nur ein einziges Prozent für den manchmal ekligen Gestank verantwortlich ist. Vor allem schwefelhaltige Gase, wie sie sich etwa bei der Zersetzung von Fleisch, Eiern oder Zwiebeln bilden, müffeln nach faulen Eiern, während Obst fast nur geruchlose Winde erzeugt.

HAUSSCHUH STATT AUGENARZT

Weil ihn sein Hund mit seinem ständigen Gekläffe entsetzlich nervte, schleuderte ein älterer Brite voller Zorn seinen Hausschuh nach dem Tier. Er zielte jedoch daneben und traf statt des Hundes seine Frau am Kopf. Die war ihm deswegen allerdings keinesfalls böse, im Gegenteil, sie war geradezu begeistert. Denn plötzlich sah sie wieder Dinge, die sie vorher nur mit Mühe und dazu noch sehr unscharf hatte erkennen können.

Des Rätsels Lösung lag in der getrübten Linse (grauer Star) der alten Dame. Die war nämlich vom gegen den Kopf knallenden Schuh aus ihrer normalen Position in den Glaskörper des Auges geschleudert worden. Damit hatte der wütende Senior bei seiner Frau unfreiwillig eine uralte Methode zur Heilung des grauen Stars nachvollzogen, mit der im Mittelalter die trübe Linse durch einen gezielten Schlag aufs Auge aus der Sehachse befördert wurde, sodass wieder mehr Licht einfallen konnte. Später zogen dann sogenannte »Starstecher« durchs Land, die auf öffentlichen Plätzen an grauem Star erkrankten Menschen dadurch zu mehr Durchsicht verhalfen, dass sie die trübe Linse mit einer durch die Hornhaut geschobenen spitzen Nadel aus ihrem Bett stießen – was allerdings nach einem anfänglichen Scheinerfolg oft zu einer schweren Infektion und letztlich sogar zur völligen Erblindung führte.

Übrigens: Dass der alte Herr aus England seinen Hund mit dem Hausschuh so weit verfehlte, lag womöglich daran, dass er selbst an einer beidseitigen Augenlinsentrübung litt.

(Quelle: Martina Frei: Das Mädchen mit den zwei Blutgruppen, Eichborn-Verlag, 2010)

Zweiundvierzigtausend Hickser

Auf diese unglaubliche Zahl kommt man, wenn man ausrechnet, wie oft die 15-jährige Jennifer Mee aus dem US-amerikanischen Städtchen St. Petersburg die typischen

Schluckauf-Geräusche ausgestoßen hat. Denn ohne jegliche Vorwarnung begann sie eines Morgens in der Schule ganz plötzlich zu hicksen, und das etwa 50 Mal pro Stunde, also fast jede Minute einmal. Anfangs dachte sie sich nichts dabei, denn Schluckauf hat schließlich jeder hin und wieder. Doch als die Sache nach einer halben Stunde noch immer nicht überstanden war, wandte sie sich hilfesuchend an den Schularzt. Der gab sich fünf Stunden lang alle Mühe, das lästige Geräusch abzustellen, doch ohne jeden Erfolg. Daraufhin ging Jennifer nach Hause, wo sie munter weiter jede Minute geräuschvoll nach Luft schnappte.

Nach ein paar Tagen wurde die Lokalzeitung auf den außergewöhnlichen Fall aufmerksam und veröffentlichte einen Bericht, woraufhin sie eine wahre Flut von Briefen mit jeder Menge gut gemeinter Tipps bekam. Aber was das Mädchen auch ausprobierte, es half alles nichts. Also suchte sie in ihrer Not alle möglichen Ärzte und Heilpraktiker auf, denen sie ihr Leid klagte. Doch weder der Facharzt für Infektionskrankheiten, den sie verzweifelt um Hilfe bat, noch der Neurologe, der Chiropraktiker, der Hypnotiseur oder der Spezialist für Akupunktur hatten mit ihrer Behandlung den geringsten Erfolg. Und als Jennifer schon dachte, sie würde den verflixten Schluckauf nie mehr los – immerhin dauerte der jetzt schon fünf Wochen lang –, war mit dem Gehickse genauso plötzlich und ohne ersichtlichen Grund Schluss, wie er angefangen hatte. Seither hat sie nie wieder länger Schluckauf gehabt.

Doch wer jetzt denkt, das Mädchen hätte damit einen Rekord im Dauerschluckauf aufgestellt, ist auf dem Holzweg. Den hält nämlich ihr Landsmann Charles Osborne. Der hickste und hickste unglaubliche 69 Jahre seines Lebens, bis er schließlich – erstaunlicherweise erst im Alter von 93 Jahren und immer noch lautstark hicksend – verstarb.

Was tun bei Schluckauf?

Schluckauf entsteht, wenn sich das Zwerchfell – eine dünne Muskelplatte zwischen Brust- und Bauchraum – plötzlich zusammenzieht und dabei die darauf sitzende Lunge ausdehnt, woraufhin die gar nicht anders kann, als ruckartig und mit dem typischen Hicks-Geräusch Luft anzusaugen. Schuld an der Zwerchfellbewegung ist die Reizung des Nervs, der es – warum auch immer – mit Impulsen versorgt, oder wie es fachlich korrekt heißt: der es innerviert. Und weil Schluckauf nicht nur laut, sondern auch lästig ist, werden zahlreiche Methoden empfohlen, ihn schnellstmöglich wieder loszuwerden. All diese Verfahren, so unterschiedlich sie auch sein mögen, haben eines gemeinsam: Manchmal helfen sie und manchmal nicht, wobei die Erfolgswahrscheinlichkeit vermutlich umso größer ist, je mehr man an die Methode glaubt. Hier sind die bekanntesten Schluckauf-Abbruch-Rezepte:

- möglichst lange die Luft anhalten
- einen Zuckerwürfel im Mund zergehen lassen
- langsam ein Glas Wasser trinken
- die Zunge mit den Fingern langsam herausziehen
- auf den Rücken legen, Knie an den Bauch ziehen und mit beiden Händen kräftig gegen den Bauch drücken
- mehrmals hintereinander ganz schnell wie ein Hund hecheln
- die Zunge nach hinten umschlagen und leicht an den Gaumen legen
- einen Kopfstand machen, dabei die Luft anhalten und drei Mal leer schlucken
- flach ausgestreckt auf den Rücken legen
- mit der Handkante von vorne kräftig auf die Zwerchfellgegend schlagen

- die Bauchmuskulatur bewusst mehrfach an- und wieder entspannen
- den Unterkiefer weit vorschieben und eine Weile so halten
- in kniender Position den Kopf auf den Boden setzen und in dieser Stellung aus einer Flasche trinken
- zerstoßene Eiswürfel lutschen
- im Kopfstand ein Glas Wasser mit einem Strohhalm trinken
- sich von jemand anderem heftig erschrecken lassen
- eine ganze Flasche Wasser auf ex trinken
- mit beiden Daumen die Ohren zuhalten, mit den kleinen Fingern die Nasenflügel zusammendrücken und mit geschlossenen Lippen die Backen aufblasen
- eine Weile an einer Zitrone lecken
- mit eiskaltem Wasser gurgeln
- sich kitzeln lassen

Wie gesagt, sind all diese Methoden eher unzuverlässig und funktionieren allenfalls hin und wieder. Daneben gibt es jedoch eine, die den Schluckauf tatsächlich fast immer abstellt: unmittelbar auf den Zwerchfellnerv drücken! Der läuft am Hals abwärts, und zwar am Vorderrand des dicken Muskels, mit dem wir den Kopf zur Seite neigen. Wer sich ein wenig in Anatomie auskennt, kann mit diesem Verfahren bei vom Schluckauf geplagten Menschen mächtig Eindruck schinden.

Trinkfeste Babys

So mancher Bier- oder Weinliebhaber wäre glücklich, wenn er etwas könnte, was Babys nicht die geringste Mühe bereitet: gleichzeitig trinken und atmen. Dann müsste er beim Schlürfen seines Lieblingsgetränks nicht immer wieder absetzen, um Luft zu holen. Aber leider verliert sich die beneidenswerte Fähigkeit bei kleinen Kindern, sobald sie aus dem Säuglingsalter heraus sind beziehungsweise wenn sie anfangen zu laufen. Bis dahin ist sie für die Kleinen aber außerordentlich vorteilhaft, zwingt sie sie doch nicht, beim Saugen an der Mutterbrust immer wieder Atempausen einzulegen. Verantwortlich dafür ist die Stellung der Abdeckung des Kehlkopfes, des sogenannten Kehldeckels. Der sinkt nämlich spätestens beim Übergang vom Kriechen zum aufrechten Gang mit dem gesamten Kehlkopf am Luftröhreneingang ab und berührt dann beim Schließen nicht mehr den weichen Gaumen. Das heißt, er verhindert zwar weiterhin, dass Geschlucktes in die Luftröhre gelangt, verschließt dabei jedoch nicht mehr den Nasenraum. Bei Säuglingen ist dieser Verschluss noch vorhanden. Bei ihnen wird, wenn sie trinken, die Flüssigkeit so um den Kehlkopf herumgeleitet, dass die Luftröhre dabei stets offenbleibt.

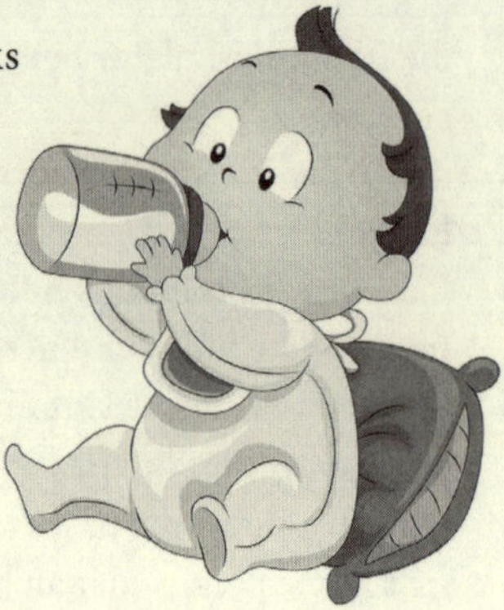

Arztwitz 2

Eine Frau kommt mit ihrem Sohn zum Arzt.
Der fragt: »Stottert der Kleine immer so?«
Darauf die Frau: »Nein, nur wenn er etwas sagen will.«

Fette Mutter, dickes Kind

Als Donna Simpson aus New Jersey am 13. Februar 2007 ihre Tochter Jacqueline zur Welt brachte, wog sie sage und schreibe 241 Kilogramm. Kein Wunder, dass die Tochter mit vier Kilogramm auch nicht gerade zu den leichtgewichtigen Babys gehörte.

(Quelle: Guinness World Records. 2013)

Auch eine Art »Organtransplantation«

Nun ja, es ist natürlich kein richtiges Organ, das Mediziner seit einiger Zeit von einem Patienten auf den anderen verpflanzen, und das Ganze ist auch ziemlich eklig, aber das Verfahren hat schon viele Menschen von schlimmen Leibschmerzen mit heftigen Durchfällen befreit. Gemeint ist die Übertragung von Exkrementen von einem Menschen auf den anderen.

Was das soll? Nun, bei vielen Patienten ist es ein ganz bestimmtes Bakterium namens *Clostridium difficile*, das für ihre Beschwerden verantwortlich ist und allein in den USA schon mehr als 15 000 Todesfälle verursacht hat. Es nistet sich im Darm ein, worauf dessen Schleimhaut mit massiven, immer wiederkehrenden Entzündungen reagiert. Und weil gerade diesem Bakterium mit den üblichen Antibiotika nur sehr schwer oder überhaupt nicht beizukommen ist, kamen Mediziner auf die Idee, den Kot gesunder Menschen in den Darm leidender Patienten einzubringen, in der Hoffnung, dass die darin enthaltenen »guten« Bakterien die üblen verdrängen.

Und das funktioniert tatsächlich. Die ersten Versuche mit dem unappetitlichen Verfahren (das indes nicht aufwendiger ist als eine Darmspiegelung) stammen aus dem Jahr 1958. Seitdem wurden in Fachzeitschriften knapp 100 Fälle dokumentiert, die meisten mit großem Erfolg.

Den vulgären Kraftausdruck »Scheiße« sollte man daher besser nicht mehr benutzen, bezeichnet man damit doch fast so etwas wie ein Medikament. Eines jedenfalls, das vielen Antibiotika deutlich überlegen ist.

HÄTTEN SIE GEWUSST ...? (Teil 2)

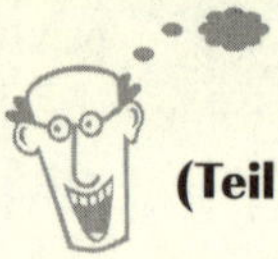

... dass ein durchschnittlicher Mann in seinem Leben mehr als 7 000 Samenergüsse hat?

... dass unser Magensaft so sauer ist, dass sich darin eine Rasierklinge binnen kurzer Zeit auflöst?

... dass man Schamhaare deswegen nicht schneiden muss, weil sie nach etwa einem halben Jahr von allein ausfallen, und dass für Achselhaare dasselbe gilt?

... dass unser Fuß so lang ist wie unser Unterarm?

... dass in der DNA eines einzigen Spermiums 750 Megabyte Daten gespeichert sind, sodass bei jeder Ejakulation rund 165 Millionen Gigabyte abgegeben werden?

... dass wir zwei gleichzeitige Nadelstiche am Rücken nur getrennt wahrnehmen können, wenn sie mindestens sieben Zentimeter voneinander entfernt sind?

... dass die Haut eines Erwachsenen insgesamt rund elf bis 15 Kilogramm wiegt?

... dass die beim Husten ausgestoßene Luft über 300 Stundenkilometer schnell sein kann?

... dass die Brille bereits 1267 von Roger Bacon erfunden wurde?

… dass die männlichen Spermien im weiblichen Körper etwa eine Woche am Leben und damit befruchtungsfähig bleiben können?

(Fortsetzung Seite 63)

Räumlich riechen?

Schon immer haben sich Wissenschaftler gefragt, warum wir zwei Nasenlöcher haben. Bei Augen und Ohren ist das klar: Da geht es um das Richtungssehen beziehungsweise -hören. Ist es möglich, dass die beiden Nasenlöcher ebenfalls so etwas wie ein Richtungsriechen ermöglichen? Aber liegen sie dazu nicht viel zu nahe zusammen?

Diese Frage wollte Jess Porter, Biophysikstudentin an der Universität von Kalifornien, endlich klären und legte dazu, wie man das von Hundeprüfungen kennt, über den Boden des Universitätsgeländes eine Duftspur – allerdings weder mit Blut noch Schweiß, sondern mit verdünnter Schokolade. Der sollten die Versuchsteilnehmer mit verbundenen Augen, also allein durch Schnüffeln mit der Nase, möglichst weit folgen. Und siehe da: Den meisten gelang das, zwar nur langsam, aber immerhin. Doch die Erfolgsquote ließ rapide nach, wenn Porter den Probanden eines der beiden Nasenlöcher zuklebte. Was allerdings natürlich auch daran liegen konnte, dass nun nur noch die Hälfte der Geruchsmoleküle zu den empfindlichen Rezeptorzellen am Nasendach gelangten.

Um diese Möglichkeit auszuschließen, setzte Porter den Versuchspersonen einen kleinen Aufsatz mit einem Loch auf die Nase, durch das die gesamte Luft angesaugt und erst danach auf beide Nasenlöcher verteilt wurde. Aber auch damit funktionierte die Spurensuche nur noch sehr bedingt. Damit war bewiesen, dass der Mensch tatsächlich räumlich riechen kann, dass er also den Unterschied in der Menge der über die zwei Nasenlöcher aufgenommenen Duftmoleküle dazu nutzt, die Richtung, aus der ein Geruch kommt, zu bestimmen. Da er in dieser Kunst allerdings nicht annähernd so gut ist wie ein Hund (dessen Nasenlöcher ja auch nicht viel weiter auseinanderliegen), müssen Polizei- und Jagdhunde trotzdem nicht befürchten, arbeitslos zu werden.

(Quelle: Reto U. Schneider: Das neue Buch der verrückten Experimente, Bertelsmann-Verlag, 2009)

Der Weg, den die Liebe geht

Oft hört man jemand weise sagen:
»Die Liebe, die geht durch den Magen.«
Und unwillkürlich fragt man sich:
»Wo bleibt sie danach eigentlich?«
Denn nach dem Magen kommt der Darm.
Da hat's die Liebe zwar schön warm,
doch andrerseits auch nass und dunkel.
Drum hört bisweilen man Gemunkel,
dass sie dem Darm – muffig und feucht –
am Ende schlicht als Furz entfleucht.

(Jürgen Brater)

Das hätte ins Auge gehen können

Im Alter von 15 Jahren spielte ein Junge aus Grünau mit seinem Schulfreund Krieg, wobei die beiden mit einem Luftgewehr auf Fotos schossen. Dabei lehnte er einmal kurz seinen Kopf

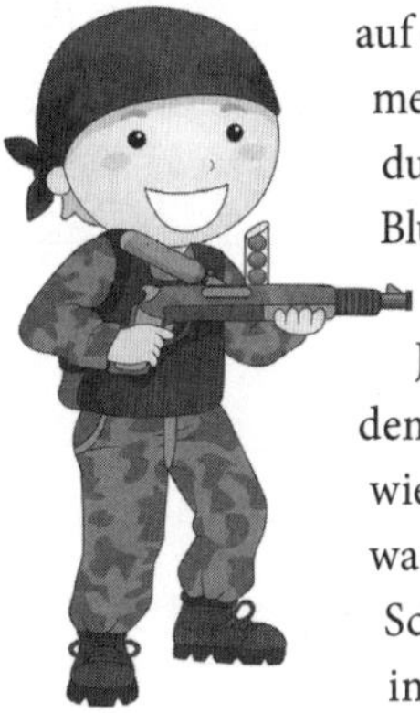

auf den Lauf und berührte im selben Moment versehentlich den Abzug. Es knallte dumpf, ein kurzer Schmerz, eine leichte Blutung an der Stirn, dann ging das Spiel weiter. Seiner Mutter erzählte der Junge aus Angst vor Strafe nichts von dem Vorfall und vergaß ihn auch bald wieder. Das erstaunt einigermaßen, denn was er nicht wusste: Bei dem ungewollten Schuss war ihm eine Luftgewehrkugel in den Kopf gedrungen, die darin, ohne dass er irgendetwas davon merkte, über 30 Jahre stecken blieb. Erst bei einer Röntgenuntersuchung wurde das Projektil später zufällig entdeckt. Da es aber fest eingewachsen war und keinerlei Probleme verursachte, entschlossen sich die zurate gezogenen Ärzte, kein Operationsrisiko einzugehen und den Fremdkörper zu belassen, wo er war. Allerdings machten sie den Mann darauf aufmerksam, dass er riesiges Glück gehabt hatte. Denn die Kugel steckte ganz nah am Sehnerv. Wäre sie nur ein kleines Stück weiter eingedrungen, hätte er blind werden können. Als er das erfuhr, bekam der Mann einen gewaltigen Schreck. Denn er erinnerte sich, dass die Zugfeder des Luftgewehrs ziemlich ausgeleiert gewesen war. Wäre sie intakt gewesen, hätte er möglicherweise von seinem 15. Lebensjahr an nichts mehr gesehen.

Der Fall des Jungen aus Grünau ist jedoch keinesfalls der einzig bekannte, bei dem ein Mensch viele Jahre mit einer Kugel im Kopf lebte, ohne dies zu ahnen. Berühmt geworden ist unter anderem die Geschichte eines Russen, dem sein Bruder schon im zarten Alter von drei Jahren eine Pistolenkugel aus der väterlichen Waffe in den Kopf geschossen hatte. Danach sei er, so erzählte er später, zwar stundenlang ohne Bewusstsein gewesen, habe sich dann jedoch rasch wieder erholt und den Rest seines Lebens nichts von dem Projektil gespürt. Erst im Alter von 85 Jahren kam der Fremdkörper – auch hier als Zufallsbefund bei einer Röntgenuntersuchung – ans Licht.

Wenn man das liest, überlegt man unwillkürlich, was man als Kind so alles an Unfug getrieben hat. Wer weiß, ob im eigenen Kopf nicht auch eine Gewehr- oder Pistolenkugel steckt.

(Quellen: B.Z. Berlin, 2. 11.2011; Hamburger Abendblatt, 29.12.11)

Von dauernder Potenz zu dauernder Impotenz

Ein Mann aus Kalifornien unternahm eine ausgedehnte Motorradtour. Als er danach vom Sattel stieg, bekam er plötzlich eine Erektion, und zwar ohne jegliche sexuelle Erregung. Nun ist das Versteifen des Penis für einen Mann ja ein durchaus angenehmes Gefühl, das allerdings nur, wenn das Glied irgendwann auch wieder erschlafft. Und genau das tat der Penis des Motorradfahrers nach seinen Angaben nicht. Monatelang, so behauptete er, habe die Erektion angehalten, und daran sei zweifellos der Sattel schuld. Doch weil Urologen massive Zweifel an der Aussage des Mannes hatten, wies der Sattelhersteller die Forderung von Schmerzensgeld zurück. Und tatsächlich ist von Motorradsätteln eher das Gegenteil bekannt: Sie drücken auf die Nerven des Unterleibs, was nicht selten eine – zum Glück vorübergehende – Erektionsstörung zur Folge hat.

Das bedeutet jedoch nicht, dass es lang anhaltende Versteifungen des männlichen Gliedes ohne sexuelle Stimulanz nicht gäbe. Mediziner sprechen in derlei Fällen von »Priapismus«, und der kann ganz schön schmerzhaft sein. Doch damit nicht genug: Die Dauererektion verändert auch das Gewebe der Penisschwellkörper. Denn wenn das darin gestaute Blut nicht wieder abfließt, gerinnt es und wird hart. Dadurch wird das Bindegewebe in Mitleidenschaft gezogen, mit der Folge, dass der komplizierte Erektionsmechanismus nicht mehr funktioniert. Dann ist aus der Superpotenz eine dauerhafte Impotenz geworden. Männer, die eine Erektion von mehr als vier Stunden haben, sollten deshalb unbedingt einen Urologen zurate ziehen – zur Not auch mitten in der Liebesnacht.

FAST EINE HALBE TONNE

Das größte Gewicht, das bislang jemals ein Mensch gestemmt hat, betrug 475 Kilogramm! Das unglaubliche Kunststück gelang dem Russen Leonid Taranenko im Jahr 1988 im australischen Canberra.

(Quelle: Guinness World Records. 2013)

Gesundheit

Wir wünschen sie uns
und brauchen sie alle.
Wir sollten sie pflegen,
in jedem Falle.

Sie ist weder käuflich
noch erblich.
Sie lässt uns alt werden,
doch nicht unsterblich.

Wir sollten uns vor allen Dingen,
auf ihren wirklichen Wert besinnen.
Sie ist nicht alles – doch irgendwie,
ist alles nichts ohne sie.

(Günter Fritsch)

Körperteile, die kein Mensch braucht

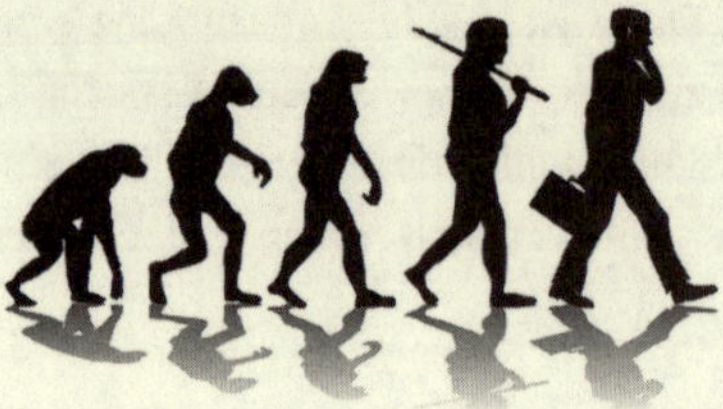

Man mag darüber streiten, ob der Mensch tatsächlich die Krone der Schöpfung ist. Fest steht, dass er aus affenähnlichen Tieren hervorgegangen ist und sich erst im Lauf von mehreren Millionen Jahren zu dem Lebewesen gewandelt hat, das er heute ist. Deshalb muss man sich nicht wundern, dass er heute noch über Körperteile verfügt, die von seinen Vorfahren stammen, inzwischen jedoch ganz und gar nutzlos geworden sind. Biologen unterscheiden hierbei zwischen »Rudimenten« und »Atavismen«. Rudimente besitzen alle Menschen, sie sind gleichsam funktionslos gewordene Überbleibsel der evolutionären Entwicklung, die sicher in ferner Zukunft nach und nach verschwinden werden. Dagegen sind Atavismen gleichsam Rückfälle in ein früheres, eigentlich schon überwundenes menschliches Entwicklungsstadium. Die wichtigsten Rudimente sind:

- der Wurmfortsatz des Blinddarms (Er hatte bei unseren Vorfahren eine wichtige Verdauungsfunktion.)
- das Steißbein (Daran hing früher ein Schwanz wie bei den Affen.)
- Ohrmuskeln (Sie dienten unseren Ahnen zur Bewegung der Ohrmuscheln, wie man das bei Wildtieren beobachten kann, und ermöglichen heute allenfalls ein leichtes Zucken mit den Ohren.)

- die männliche Brustbehaarung (Sie wärmte und schreckte, wenn sie sich aufrichtete, Feinde ab – so wie bei Hunden, die ihre Nackenhaare aufstellen.)
- die Weisheitszähne (Sie haben im kleiner gewordenen Kiefer oft keinen Platz mehr und bereiten deshalb oft Probleme.)
- Reste der »Nickhaut« (eine Art drittes Augenlid, das durchsichtig ist und sich bei vielen Tieren wie eine Schutzbrille vor die Augen klappen lässt)

Und jetzt einige Atavismen:

- Ganzkörperbehaarung wie bei den Affen
- überzählige Brustwarzen (wie bei vielen Säugetieren)
- kleiner Schwanz oberhalb der Gesäßbacken (wird gleich im Säuglingsalter operativ entfernt)
- Schwimmhäute zwischen den Fingern
- Halsfisteln (Überbleibsel der während der Embryonalentwicklung angelegten Kiemenbögen, die normalerweise vor der Geburt wieder verschwinden.)

Der Frosch im Magen

Der berühmte Mediziner Armand Trousseau (1801 – 1867), der sich vor allem durch seine Forschungen über die Erkrankungen der oberen Luftwege einen Namen machte, hatte einmal eine höchst hysterische Frau zu behandeln. Die berichtete ihm allen Ernstes, sie habe beim Baden versehentlich einen Frosch verschluckt. Seitdem sei ihr schrecklich übel und sie müsse ständig erbrechen. Trousseau, der der Frau kein Wort glaubte, überlegte lange, wie er ihr ihre fixe Idee austreiben könnte, und kam auf die Idee, an einem nahen Tümpel einen

Frosch zu fangen und ihn zu seinem nächsten Besuch bei der Patientin mitzubringen. Dabei verabreichte er ihr ein starkes Brechmittel, fing das Erbrochene auf und steckte heimlich den kleinen Frosch hinein. Als die Frau sich, noch immer heulend und keuchend, halbwegs von ihrem Brechanfall erholt hatte, fischte er das Tier heraus und erklärte, scheinbar höchst beglückt: »Da haben wir ja den Übeltäter. Jetzt werden Sie schnell gesund werden.«

Doch die Frau wollte sich nicht so einfach von ihrer Krankheit trennen und fragte ängstlich: »Aber was ist, wenn der Frosch vor dem Erbrechen in meinem Magen abgelaicht hat?«

Trousseau lächelte. »Keine Sorge, Madame, das ist vollkommen ausgeschlossen. Der Frosch ist nämlich ein Männchen.«

(Quelle: Hans Killian: Die heitere Diagnose, Kindler-Verlag, 1982)

Mit 115 fit wie ein Turnschuh

Dass die Holländerin Hendrijke van Andel-Schipper 115 Jahre alt wurde und damit 2005, im Jahr ihres Todes, der älteste Mensch der Welt war, ist eigentlich schon bemerkenswert genug. Noch erstaunlicher ist jedoch, in welch grandiosem Zustand die ehemalige Lehrerin dieses biblische Alter erreicht hat. Denn Tests zu Gedächtnis, geistiger Regsamkeit und Auffassungsgabe haben übereinstimmend bestätigt, dass die Seniorin geistig locker mit Menschen mithalten konnte, die nur halb so alt waren wie sie. So war sie noch immer mühelos in der Lage, sich zehn komplizierte, unzusammenhängende Begriffe einzuprägen und diese nach

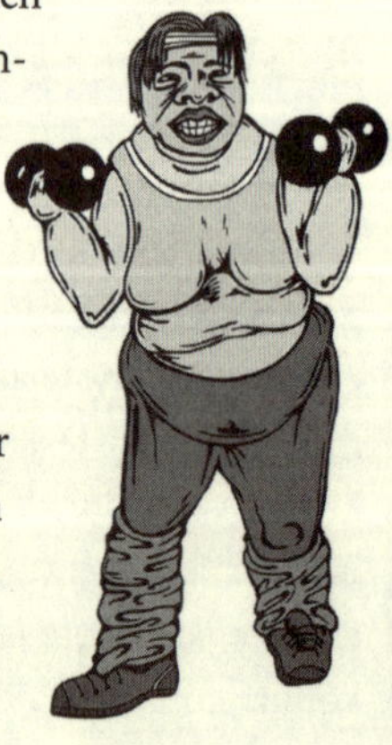

einer Viertelstunde allesamt korrekt wiederzugeben. Und körperlich fit war sie obendrein. Kurz: Von ihren immer schlechter werdenden Augen abgesehen, zeigte die Holländerin so gut wie keine typischen Alterserscheinungen. Diabetes, Arterienverkalkung, Herzerkrankungen und vor allem irgendwelche Spuren von Demenz suchte man bei ihr vergeblich.

Damit wurde sie für die Wissenschaft zum wahren Glücksfall. Denn seit Jahren sind Genetiker der Universität Amsterdam intensiv dabei, in ihrem Erbgut nach den Geheimnissen eines langen, gesunden Lebens zu fahnden. Und so brach die Holländerin sogar noch im Jahr 2011, und damit sechs Jahre nach ihrem Tod, einen Rekord, war sie doch der älteste Mensch, dessen komplettes Genom entschlüsselt wurde. Und tatsächlich fanden die Wissenschaftler im Erbmaterial der Frau – die sich zu ihren Lebzeiten äußerlich kaum von anderen alten Menschen unterschied – auffällige Sequenzen, die möglicherweise einen Schutz vor altersbedingten Leiden bewirken. Gestorben ist die alte Dame letztlich an einem verborgen gebliebenen Magenkrebs. Und man kann wohl davon ausgehen, dass sie, hätte man den Tumor früher entdeckt, noch etliche weitere Jahre am Leben geblieben wäre. Man kann nur hoffen, dass Hendrijke van Andel-Schippers Genom noch weitere Überraschungen bereithält, die vielleicht dazu beitragen, das Rätsel des gesunden Altwerdens zumindest ein kleines Stück weiter zu entschlüsseln.

Allerlei-logien

Dass das Anhängsel »-logie« so viel wie »Lehre« bedeutet, ist allgemein bekannt. So ist »Biologie« die Lehre vom Leben und »Physiologie« die Lehre von den normalen, gesunden Körpervorgängen, während sich die »Pathologie« mit den Abläufen bei den diversen Krankheiten beschäftigt. Doch daneben gibt es speziell in der medizinischen Terminologie noch etliche »logien«, die weit weniger geläufig sind. So beschäftigt sich zum Beispiel die:

Algesiologie:	mit der Schmerzbehandlung
Andrologie:	mit den männlichen Fortpflanzungsfunktionen
Chasmologie:	mit dem Gähnen
Enzephalogie:	mit der Hirnforschung
Gastroenterologie:	mit den Verdauungsorganen
Gelotologie:	mit dem Lachen
Gerontologie:	mit dem Alter
Gnathologie:	mit dem Kiefer
Hämatologie:	mit dem Blut
Endodontologie:	mit der Zahnpulpa (Zahnmark)
Hämostaseologie:	mit der Blutgerinnung
Hepatologie:	mit der Leber
Histologie:	mit dem Feinbau der Gewebe
Hydrangiologie:	mit der Lymphe und deren Gefäßen
Hypnologie:	mit dem Schlaf
Iridologie:	mit der Diagnose der Regenbogenhaut des Auges
Koprologie:	mit den Exkrementen
Kraniologie:	mit dem Schädel
Laryngologie:	mit dem Kehlkopf
Myologie:	mit den Muskeln
Nephrologie:	mit den Nieren
Odontostomatologie:	mit der Mundhöhle und den Zähnen
Oneirologie:	mit der Traumdeutung
Onkologie:	mit bösartigen Tumoren

Otorhinolaryngologie:	mit den Erkrankungen von Hals, Nase und Ohren
Phlebologie:	mit den Venen
Podologie:	mit der Fußpflege
Splanchnologie:	mit den Eingeweiden
Teratologie:	mit körperlichen Fehlbildungen
Traumatologie:	mit den Wunden und ihrer Behandlung
Trichologie:	mit den Haaren
Trophologie:	mit der Ernährung
Zytologie:	mit den Zellen

Hätten Sie gewusst …? (Teil 3)

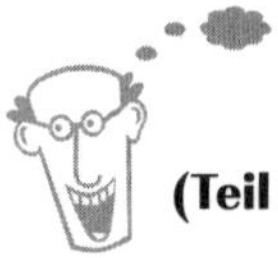

… dass unsere Haare, würde man sie zu einem Strang flechten, ein Gewicht von zwölf Tonnen tragen könnten?

… dass ein erwachsener Deutscher pro Tag durchschnittlich 15 Mal lacht?

… dass in den Eierstöcken eines Mädchens in der Pubertät rund 300 000 Eizellen vorhanden sind, von denen jedoch nur 450 bis 500 voll ausreifen?

… dass jeder Mensch im Leben durch ständiges Ablösen von Zellen etwa 20 Kilogramm Haut verliert?

… dass bei einem menschlichen Embryo schon am 22. Tag, wenn er gerade mal zwei Millimeter groß ist, das Herz zu schlagen beginnt?

… dass der Fingernagel des Daumens am langsamsten und der des Mittelfingers am schnellsten wächst?

… dass die Tränenflüssigkeit ständig durch einen kleinen Kanal in die Nase abfließt?

… dass der Rauch einer einzigen Zigarette bis zu 30 000 Schäden an der DNA der Lungenzellen hinterlässt?

… dass ein Baby mit einem knappen Viertel seiner späteren Gehirnmasse geboren wird?

… dass bereits im Jahr 1500 in der Schweiz der erste erfolgreiche Kaiserschnitt durchgeführt wurde?

… dass ein Embryo im Mutterleib erst sieben Wochen nach der Befruchtung beginnt, männliche beziehungsweise weibliche Merkmale zu entwickeln?

(Fortsetzung Seite 83)

Raus aus dem Körper – rein in den Körper

Es war irgendwann Anfang des 20. Jahrhunderts, als der an einer schweren Tuberkulose leidende Brite John W. Armstrong in der Bibel auf folgenden Vers stieß: »Trinke Wasser aus deiner Zisterne und was quillt aus deinem Brunnen.« Als er sich fragte, was damit wohl gemeint sei, kam er zu dem Schluss, es könne sich nur um den eigenen Urin handelt. Daraufhin nahm er nach eigenen Angaben länger als einen Monat keine feste Nahrung zu sich und trank nur Wasser sowie den von ihm selbst produzierten Harn. Und siehe da: Er wurde gesund.

Das war die Geburtsstunde der Eigenharnbehandlung. Die pries Armstrong in der Folge als ebenso einfaches wie ideales Verfahren zur Linderung aller möglichen Leiden an, und tatsächlich taten es ihm viele Kranke – angeblich mit beachtlichen Erfolgen – nach. Seine Erfahrungen fasste er 1944 in dem Buch »The Water of Life« zusammen. Anfang der 1990er-Jahre wurde die skurrile Behandlungsmethode dann auch in Deutschland populär, nachdem die Fernsehmoderatorin Carmen Thomas sie in ihrer Sendung propagiert und darüber das Buch »Urin – ein ganz besonderer Saft« geschrieben hatte.

Bei der Eigenharnbehandlung wird der in den eigenen Nieren produzierte Urin je nach dem zu behandelnden Leiden entweder äußerlich angewandt, in mehr oder minder großer Menge getrunken oder gar unter die Haut gespritzt. Bis heute gibt es jedoch keinen einzigen wissenschaftlichen Beweis für eine positive Wirkung. Einig sind sich die Experten allerdings darin, dass die Methode, sofern wirklich keimfreier Urin verwendet wird – was bei Harnwegsinfektionen jedoch fraglich ist – weitgehend harmlos ist. Und da der Glaube bekanntlich Berge versetzt, ist es durchaus möglich, dass sich der eine oder andere Urinschmierer, -trinker oder -spritzer danach subjektiv wohler fühlt. Und das ist ja immerhin auch schon ein Erfolg.

(Quelle: http://de.wikipedia.org/wiki/Eigenharnbehandlung)

Hat eine Frau eine Rippe weniger?

Glaubt man der Bibel, so hat Gott das Weib aus einer Rippe des Mannes erschaffen. Was wiederum bedeutet, dass Frauen ein Rippenpaar weniger haben müssten als die Herren der Schöpfung. Doch das ist Unsinn. Sowohl Mann als auch Frau besitzen zwölf Rippenpaare, von denen die oberen sieben vorne am Brustbein angewachsen sind, während die unteren fünf frei in der Muskulatur enden. In seltenen Fällen kommt es vor, dass ein Rippenpaar fehlt oder eines zu viel vorhanden ist. Das kann, muss aber nicht zu Komplikationen führen. Und hat auf jeden Fall nichts mit dem Geschlecht und schon gar nichts mit der göttlichen Schöpfung zu tun.

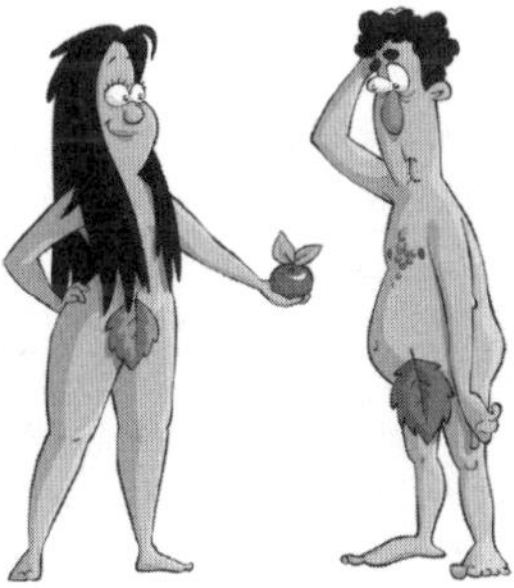

Das Baby ohne Blut

Als Olivia Norton am 10. September 2011 im britischen Chelmsford geboren wurde, erschraken der diensthabende Arzt und die Hebamme nicht schlecht: Das Baby war nicht die Spur rosig, wie es Neugeborene zu sein pflegen. Im Gegenteil: Es war weiß wie Schnee! Und tatsächlich ergab eine rasche Untersuchung, dass es in seinem kleinen Körper viel zu wenig rote Blutzellen und damit praktisch kein Hämoglobin gab. Hämoglobin ist aber für den Sauerstofftransport von der Lunge zu den Organen, Geweben und Zellen unbedingt erforderlich – ohne diese Substanz ist Leben nicht möglich. Deshalb gaben die Ärzte dem so gut wie blutleeren Säugling ohne umgehende Behandlung höchstens noch zwei Stunden. Das Einzige, was ihm vielleicht noch helfen konnte, war, ihm eine solche Menge Fremdblut zu infundieren, dass kein Mangel an Hämoglobin mehr bestand, und zwar auf der Stelle!

Zum Glück war von dem roten Saft genügend vorhanden, und so gelang es auf diese Weise tatsächlich, Olivias Leben zu retten. Doch auch wenn sie heute ein vollkommen gesundes kleines Mädchen ist, wird sie wegen ihrer nachgeburtlichen fast vollständigen Blutleere, für die es keine plausible Erklärung gibt, zeitlebens eine medizinische Kuriosität bleiben.

(Quelle: Green Eggs and Mums, 9.4.2012)

Eine Zunge wie ein Kran

Die Zunge ist zwar bezogen auf ihre Größe einer der stärksten Muskel des menschlichen Körpers, dennoch ist es schier unglaublich, welches Gewicht damit schon gehoben wurde. Den Rekord in dieser skurrilen Disziplin hält der Engländer Thomas Blackthorne, der am 1. August 2008 ein an seiner

Zunge aufgehängtes Gewicht von 12,5 Kilogramm in die Höhe wuchtete.

(Quelle: Guinness World Records, 2013)

»Du stinkst nach Fisch«

Zum Glück ist die Krankheit äußerst selten, doch für die diejenigen, die darunter leiden, ist das ein schwacher Trost. Denn für sie ist das Leben die Hölle, rümpft doch jeder, mit dem sie zu tun haben, angewidert die Nase. Und immer wieder bekommen sie zu hören: »Du stinkst nach Fisch!« Das stimmt tatsächlich, denn die Betroffenen leiden an dem sogenannten »Fischgeruch-Syndrom«. Das beruht auf einem Gendefekt, in dessen Folge ein Enzym fehlt, das in der Leber eine während des normalen Stoffwechsels entstehende Substanz namens Trimethylamin ab- beziehungsweise umbaut. Daraufhin sammelt sich das Trimethylamin im Körper an und wird mit dem Schweiß ausgeschieden.

Das wäre im Grunde nicht weiter schlimm, wenn es nicht so penetrant nach verfaultem Fisch stinken würde. Den dünsten die Kranken daher permanent aus und können gegen den widerlichen Geruch auch mit der sorgfältigsten Hygiene, ständigem Duschen, Eincremen, Parfümieren und anderen Methoden nur wenig ausrichten. Die einzige Möglichkeit, den eigenen Gestank auf ein erträgliches Maß abzumildern, besteht im konsequenten Einhalten einer strengen Diät, bei der die Vorstufen von Trimethylamin so weit wie möglich vom Speiseplan verbannt werden. Da diese aber in sehr vielen Nahrungsmitteln – unter anderem in Fisch, Eiern, Innereien, Sojabohnen, Weizen- und Reiskeimen sowie Hefe – vorkommen, ist das leichter gesagt als getan. Kein Wunder daher, dass Menschen, die am Fischgeruch-Syndrom erkrankt sind, oft sehr zurückgezogen leben und nicht selten sogar in eine tiefe Depression verfallen.

Fachmedizinisch für Angeber

Für viele Missbefindlichkeiten und Krankheiten gibt es höchst anschauliche volkstümliche Bezeichnungen, zum Beispiel »Hexenschuss« für plötzlich einschießende Rückenschmerzen, »Grützbeutel« für flüssigkeitsgefüllte Hautblasen und »Knutschflecken« für durch Saugen am Hals entstandene blaue Flecken. Doch warum soll man sich nicht einmal vornehmer ausdrücken? Warum soll man nicht mal anstelle von Hexenschuss »Lumbago« sagen, den Grützbeutel medizinisch korrekt als »Atherom« bezeichnen oder die verliebte Tochter allen Ernstes fragen, woher sie die »hypobaren Sugillationen« an ihrem Hals hat?

Probieren Sie es doch mal mit einem der nachfolgenden Begriffe aus. Sie werden staunen, welchen Eindruck Sie damit auf Ihre Gesprächspartner machen. Damit Sie die komplizierten Bezeichnungen korrekt aussprechen, sind die betonten Silben unterstrichen.

Blähungen:	Flatu<u>lenz</u>
blauer Fleck:	Häma<u>tom</u>
Durchfall:	<u>Di</u>arrhö
Fettleibigkeit:	Adi<u>po</u>sitas, O<u>be</u>sitas
Fußpilz:	<u>Ti</u>nea <u>pe</u>dis
Gerstenkorn:	Hor<u>de</u>olum
Glotzauge:	Exoph<u>thal</u>mus
Grützbeutel:	Athe<u>rom</u>

Hagelkorn:	Chalazion
Hammerzehe:	Digitus malleus
Hängebusen:	Mastoptose
Heuschnupfen:	Rhinitis allergica
Hexenschuss:	Lumbago
Hühnerauge:	Clavus
Hühnerbrust:	Pectus carinatum
Klumpfuß:	Pes equinovarus
Knollennase:	Rhinophym
Knutschfleck:	hypobare Sugillation
Krampfadern:	Varizen
Kropf:	Struma
Leberfleck:	Lentigo
Leistenbruch:	Inguinalhernie
Lispeln:	Sigmatismus
Mandelentzündung:	Tonsillitis
Mitesser:	Komedonen
Mumps, Ziegenpeter:	Parotitis epidemica
Mundgeruch:	Foetor ex ore, Halitosis
Muttermal:	Nävus
Näseln:	Rhinolalie
O-Beine:	Genu varum
Offenes Bein:	Ulcus cruris
Plattfuß:	Pes planus
Rülpsen:	Ruktus
Schiefhals:	Torticollis

Schielen:	Strabismus
Schlafwandeln:	Somnambulismus
Schlaganfall:	Apoplexie
Schluckauf:	Singultus
Schnupfen:	Rhinitis
Schwangerschaftserbrechen:	Hyperemesis gravidarum
Schwangerschaftsstreifen:	Striae gravidarum
Schweißfüße:	Hyperhydrosis pedis
Sodbrennen:	Pyrosis
Stottern:	Balbuties
Stuhlgang:	Defäkation
Tennisellenbogen:	Epicondylitis humeri lateralis
Tripper:	Gonorrhö
Verbrennung:	Combustio
Vergiftung:	Intoxikation
Verrenkung:	Luxation
Verstopfung:	Obstipation
Wasserkopf:	Hydrocephalus
weiße Fingernagelflecke:	Leukonychia punctata
Wolf:	Intertrigo
Wundliegen:	Dekubitus
Zähneknirschen:	Bruxismus
Zahnfleischentzündung:	Gingivitis
Zittern:	Tremor

Vom eigenen Stier vergewaltigt

Ein junger Bauer verlangte von seiner Unfallversicherung die Erstattung der Kosten, die ihm dadurch entstanden seien, dass er von seinem eigenen Stier am Darm schwer verletzt worden sei. Demnach habe ihn der Bulle ganz plötzlich von hinten angesprungen und gleichsam vergewaltigt. Die Geschichte kam der Versicherung reichlich unglaubwürdig vor, und sie schickte einen Gutachter, der herausfinden sollte, ob für den zerrissenen Darm nicht vielleicht, was sehr viel wahrscheinlicher war, Sodomie, also geschlechtlicher Verkehr mit einem Tier, verantwortlich war. Zum Glück für den Patienten konsultierte der Experte einen Tierarzt, und der erklärte ihm, der junge Mann sei offensichtlich Opfer des sogenannten »Torbogenphänomens« geworden. Und er beschrieb dem verdutzten Versicherungsfachmann auch gleich, was es damit auf sich hat. Schuld daran ist nämlich die oft sehr niedrige

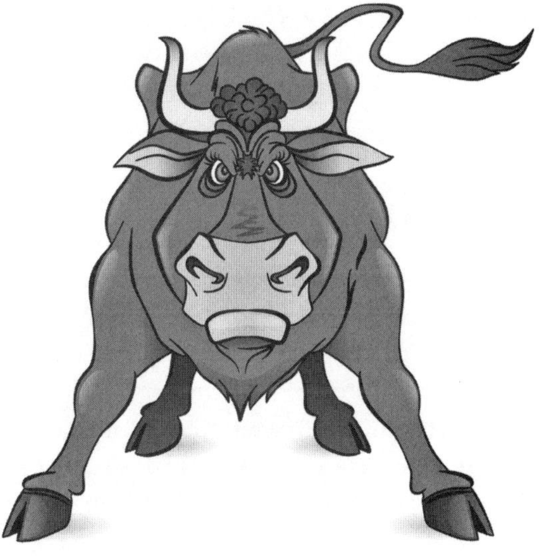

sexuelle Reizschwelle von Stieren. Viele von ihnen reagieren sehr heftig auf alles, was auch nur annähernd so aussieht wie eine kopulationsbereite Kuh von hinten, wobei dem Bullen die genaue Form und vor allem die Farbe anscheinend völlig egal ist. Wenn er in Stimmung ist, und das ist er eigentlich fast immer, bespringt er alles, was auch nur annähernd aussieht wie ein Torbogen. Professionelle Spermagewinner nutzen diesen Reflex seit Langem, indem sie vor dem Stier halbrunde Attrappen aufbauen.

Und etwa wie eine solche Attrappe hatte der Mann, der sich ahnungslos über einen Trog gebeugt hatte, für den liebestollen Bullen offenbar ausgesehen. Worauf der nicht lange zögerte, den Bauern kurzerhand besprang, mit den Vorderpfoten an Ort und Stelle hielt und sich von hinten her durch die Hose hindurch an ihm zu schaffen machte. Und das mit einer solchen Wucht, dass der Mann an der Verletzung fast gestorben wäre.

Was lernen wir daraus? Egal ob du Mann oder Frau bist, bücke dich niemals in der Nähe eines Bullen!

(Quelle: Martina Frei: Das Mädchen mit den zwei Blutgruppen, Eichborn-Verlag, 2010)

Der Cello-Hoden

Manchmal wundert man sich, wie gutgläubig, ja, geradezu blauäugig selbst renommierte wissenschaftliche Zeitschriften sind, wie einfach sie sich täuschen lassen. So im Jahr 1974, als sich die Alzheimer-Expertin Dr. Elaine Murphy und ihr Ehemann, ein Brauerei-Chef, den Spaß machten, die von vorn bis hinten erfundene Falldarstellung einer bislang unerkannten Krankheit an das *British Medical Journal* zu senden. Darin beschrieben die beiden ein angebliches

Berufsleiden professioneller Cellisten, nämlich eine chronische Hodenreizung, der sie den hübschen Namen »Cello-Hoden« gaben. Erstaunlicherweise nahm die Redaktion den Artikel ohne weitere Nachforschungen an und veröffentlichte ihn. Aber was noch mehr erstaunt: Niemand erkannte die Fälschung. Vielmehr wurde der »Cello-Hoden« sogar als offizielle Berufskrankheit anerkannt. Erst 2008 und damit 34 Jahre nach der Publikation gestand das Paar, die ganze Geschichte aus schierem Vergnügen frei erfunden zu haben.

Wie alt sind Frauen, die abtreiben lassen?

Im Jahr 2011 wurden in Deutschland offiziell insgesamt 108 867 Schwangerschaften abgebrochen. Davon entfielen:

0,4 Prozent	auf Mädchen unter 15 Jahren
4,1 Prozent	auf Mädchen zwischen 15 und 17
7,2 Prozent	auf Frauen zwischen 18 und 19
24,2 Prozent	auf Frauen zwischen 20 und 24
22,9 Prozent	auf Frauen zwischen 25 und 29
19 Prozent	auf Frauen zwischen 30 und 34
14,6 Prozent	auf Frauen zwischen 35 und 39
7,1 Prozent	auf Frauen zwischen 40 und 44
0,6 Prozent	auf Frauen von 45 Jahren und älter

(Quelle: Statistisches Jahrbuch 2012)

Raucher sind billiger

a) Dass Rauchen alles andere als gesund ist, ist unbestritten. Ja, es gibt sogar nicht wenige Mediziner, die der Überzeugung sind, jeder Raucher bekäme zwangsläufig Lungenkrebs; die Frage sei nur, ob er alt genug werde, das zu erleben. Ob das zutrifft, mag dahingestellt bleiben – Fakt ist jedenfalls, dass es sich tatsächlich nicht vorhersagen lässt, wie viele Zigaretten pro Tag über welchen Zeitraum geraucht letztendlich Krebs auslösen. Fest steht nur, dass die meisten Zigarettensüchtigen schon in relativ jungen Jahren an zahlreichen Krankheiten leiden, deren Behandlungen Unsummen verschlingen, sodass immer wieder Rufe laut werden, Raucher sollten einen höheren Beitrag zur gesetzlichen Krankenversicherung zahlen.

b) Dabei verursachen gesundheitsbewusste Nichtraucher weitaus höhere Krankheitskosten als starke Raucher, und zwar schlichtweg deshalb, weil sie im Durchschnitt länger leben. Denn je älter ein Mensch wird, desto größer ist nun mal das Risiko, dass er an einem chronischen Leiden erkrankt, das bis zu seinem Tod einer intensiven und in der Regel teuren Behandlung bedarf. Vor allem Alterskrankheiten

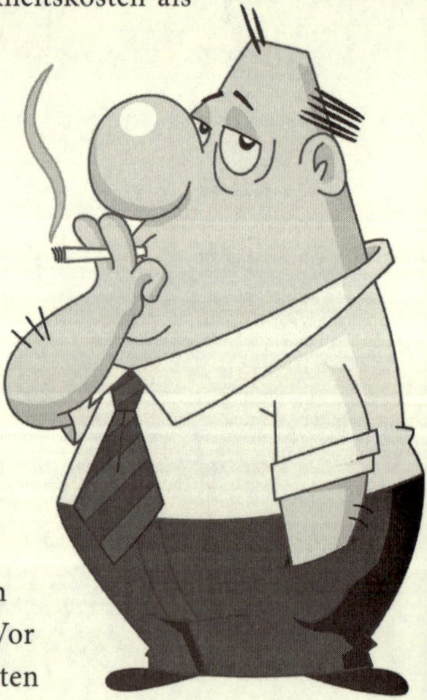

wie chronische Herz- und Kreislaufstörungen, Magen- und Darmleiden oder Alzheimer ziehen sich nicht selten über Jahre und Jahrzehnte hin und verschlingen enorme Summen. Dagegen stirbt ein großer Teil der Raucher schon, bevor die Behandlung chronischer Altersgebrechen überhaupt ein Thema wird.

c) Eine Studie aus den Niederlanden belegt dies mit konkreten Zahlen. Demnach werden Nichtraucher, sofern sie halbwegs schlank bleiben, durchschnittlich sieben Jahre älter als starke Raucher, und diese sieben Jahre mehr haben zur Folge, dass die Krankenkassen für sie in ihrem Leben im Durchschnitt rund 280 000 Euro aufwenden müssen, während es bei den Rauchern nur etwa 220 000 sind.

Zement im Hinterausgang

Man glaubt gar nicht, wie oft es vorkommt, dass Ärzte Gegenstände aus dem Dickdarm ihrer Patienten entfernen müssen. Gegenstände, die diese sich in der Regel aus zwei Gründen in den After gesteckt haben: in der Mehrzahl der Fälle zur sexuellen Stimulation, gar nicht so selten aber auch, um sie scheinbar sicher zu verstecken. Das machen Kriminelle zum Beispiel gern mit Drogenpäckchen, aber auch mit Messern und Munition, die sie so davor bewahren wollen, von der Polizei entdeckt zu werden. Weitaus häufiger stecken sich Menschen jedoch Gegenstände in den Hintern, von denen sie sich geschlechtlichen Lustgewinn erhoffen. Fatal ist dabei oft, dass diese Dinge zwar am einen Ende konisch und damit einführfreundlich geformt sind, am anderen jedoch flach abschließen, sodass sie sich bei zu tiefem Einführen nur noch mit ärztlicher Hilfe wieder entfernen lassen.

Denn raus müssen sie unbedingt, da sie sonst einen Darmverschluss mit lebensgefährlichen Komplikationen auslösen können. Aus ärztlicher Sicht besteht dabei jedoch das große Problem, dass die Patienten zuerst fast immer mit allen Mitteln versuchen, das Objekt selbst wieder aus ihrem Hintern herauszubekommen, was sehr oft das Gegenteil, nämlich das immer tiefere Hineinschieben und manchmal sogar erhebliche Verletzungen im Anusbereich zur Folge hat. Außerdem suchen sie aus Schamgefühl fast immer viel zu spät einen Arzt auf.

Doch nicht nur um Dinge zu verstecken oder sich sexuell zu erregen, schieben sich Menschen alle möglichen Objekte in ihre rückwärtige Öffnung. So wurde beispielsweise der Fall eines Mannes bekannt, der versucht hatte, einen hartnäckigen Durchfall dadurch zu bekämpfen, dass er sich einen Maiskolben in den After steckte. Ein anderer wollte seinem hämorrhoidenbedingten Juckreiz dadurch zu Leibe rücken, dass er sich am After ausgiebig mit einer Zahnbürste kratzte. Blöderweise entglitt die ihm und verschwand in der Tiefe des Körpers. Und gar nicht so selten kommt es zudem vor, dass ein rückwärtig eingeführtes Fieberthermometer abbricht. Dann hat der Patient selbst nicht die geringste Chance, den im Darm festklemmenden Fremdkörper zu entfernen.

Am kuriosesten ist aber wohl der Fall eines Mannes aus dem Jahr 1987, der sich – warum auch immer – selbst einen Einlauf mit einer Zementmischung verabreichte. Bevor er die wieder ausscheiden konnte, wurde sie hart und ließ sich anschließend nur noch mit erheblichem Aufwand entfernen.

Höchst unappetitlich, aber gesund

In der Nase zu bohren gilt im Allgemeinen als ebenso unfein wie das geräuschvolle Hochziehen der Nasenflüssigkeit, speziell bei Schnupfen. Doch nach Erkenntnissen von Fachleuten sind diese unappetitlichen Verrichtungen durchaus gesund. So ist beispielsweise der Innsbrucker Lungenfacharzt Friedrich Bischinger fest davon überzeugt, dass es keine effektivere Reinigung der Nasenhöhle gibt als ausgiebiges Popeln.

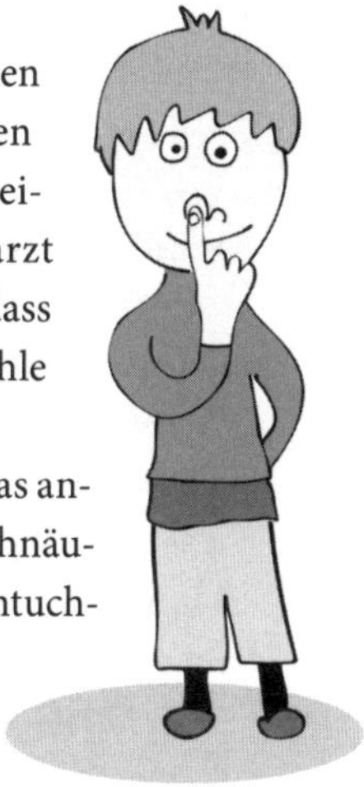

Und was das Hochziehen betrifft, so ist das anerkanntermaßen viel besser als heftiges Schnäuzen. Denn beim kraftvollen In-ein-Taschentuch-Schnauben entsteht ein gewaltiger Druck, der massenhaft Bakterien in die Nasennebenhöhlen, speziell in die Kieferhöhle, befördert. Das ist beim Hochziehen – auch wenn das Geräusch die Mitmenschen stört – völlig ausgeschlossen. Vielmehr wird der Nasenschleim dabei in den Mund gesogen und dann geschluckt. Womit wieder das Immunsystem ins Spiel kommt. Dies allerdings nur in Maßen, da der Großteil der Keime von der Magensäure abgetötet wird, sodass allenfalls noch einige wenige Bakterien in den Darm gelangen.

Medizin und klassische Mythologie

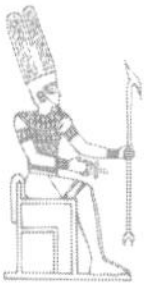

Seit vielen Jahrhunderten lassen sich die Menschen von biblischen Gestalten sowie den Göttern und Helden des Altertums beeindrucken. Kein Wunder daher, dass die Namen der antiken Berühmtheiten auch in die medizinische Fachsprache Eingang gefunden haben, wobei der Zusammenhang zwischen der mythologischen Person und dem nach ihr benannten Terminus allerdings bisweilen alles andere als leicht nachzuvollziehen ist. Aber urteilen Sie am besten selbst, anhand der folgenden Beispiele:

- **Achillessehne** (Sehne des dreiköpfigen Wadenmuskels) nach Achilles, dem jugendlichen Helden in der Ilias des Homer
- **Adamsapfel** (hervorspringender Schildknorpel am männlichen Kehlkopf) nach Adam, dem ersten Menschen des Alten Testaments
- **Ammonshorn** (spezielle Gehirnwindung) nach Amun, einem der bedeutendsten altägyptischen Götter
- **Aphrodisiakum** (Mittel zur Steigerung des sexuellen Begehrens) nach Aphrodite, der griechischen Göttin der Liebe
- **Arachnoidea** (Teil der Hirnhäute) nach Arachne, dem griechischen Wort für »Spinne«, das zugleich der Name einer berühmten antiken Teppichweberin war
- **Atlas** (erster Halswirbel) nach Atlas, einem Riesen der griechischen Mythologie, der auf Kopf und Händen das komplette Himmelsgewölbe trug
- **Atropin** (das vegetative Nervensystem beeinflussendes Medikament) nach Atropos, einer griechischen Schicksalsgöttin
- **Sectio caesarea** (Kaiserschnitt) nach Gaius Julius Caesar, einem berühmten römischen Feldherrn und Staatsmann
- **Cherubismus** (stark entstellende Kieferkrankheit) nach Cherubim, einem kultisch-mythischen Mischwesen aus dem Alten Testament
- **Elektra-Komplex** (übersteigerte Bindung eines Mädchens an den Vater) nach Elektra, der Tochter des Agamemnon in der griechischen Mythologie
- **Gigantismus** (Riesenwuchs) nach den Giganten, den Riesen aus der griechischen Frühzeit der Welt

- **Heliotherapie** (Heilbehandlung mit Sonnenlicht) nach Helios, dem griechischen Sonnengott
- **Hermaphrodit** (Zwitter) nach Hermaphroditos, einem zweigeschlechtlichen Mischwesen der griechisch-römischen Mythologie
- **Hiob-Syndrom** (auf einer charakteristischen Blutbildveränderung beruhende Hautkrankheit) nach Hiob, der zentralen Gestalt aus einem Buch des Alten Testaments
- **Hygiene** (Lehre von der Verhütung der Krankheiten und der Erhaltung, Förderung und Festigung der Gesundheit) nach Hygieia, der griechischen Göttin der Gesundheit
- **Hymen** (»Jungfernhäutchen«) nach Hymen, der griechischen Gottheit der Hochzeit und Ehe
- **Hypnotikum** (Schlafmittel) nach Hypnos, dem griechischen Gott des Schlafes
- **Iris** (Regenbogenhaut des Auges) nach Iris, der griechischen Götterbotin, die den Regenbogen als Verbindung zwischen Himmel und Erde verkörpert
- **Lunatismus** (mit Nachtwandeln einhergehende Mondsüchtigkeit) nach Luna, der römischen Göttin des Mondes
- **Morphium** (starkes Schmerzmittel) nach Morpheus, dem Sohn des Schlafgottes Hypnos in der griechischen Mythologie
- **Narzissmus** (Selbstverliebtheit) nach Narcissus beziehungsweise Narkissos, einem hinreißend schönen Jüngling der römisch-griechischen Mythologie
- **Ödipus-Komplex** (sexuelles Verlangen eines Sohnes nach seiner Mutter) nach Ödipus, dem mythischen König von Theben
- **Onanie** (sexuelle Selbstbefriedigung) nach Onan, einer Gestalt des Alten Testaments, der mit der Witwe seines

Bruders eigentlich nur einen Coitus interruptus praktizierte

- **Panikattacke** (plötzlicher Anfall heftiger Angst) nach Pan, dem behaarten Unhold in Bockgestalt der griechischen Mythologie
- **Phobie** (krankhafte Angst) nach Phobos, einem Sohn des griechischen Kriegsgottes Ares
- **Priapismus** (schmerzhafte Dauererektion) nach Priapos, dem populären Fruchtbarkeitsdämon des Altertums
- **Saturnismus** (Bleivergiftung) nach Saturnus, dem altrömischen Gott des Landbaus
- **Sodomie** (Unzucht mit Tieren) nach Sodom, dem überaus sündigen Ort aus dem Alten Testament
- **Syringomyelie** (schmerzhafte Rückenmarkserkrankung) nach Syrinx, einer attraktiven arkadischen Nymphe
- **venerische Erkrankungen** (Geschlechtskrankheiten) nach Venus, der römischen Göttin der Liebe

(Quelle: Axel Karenberg: Über Amor, Äskulap & Co., Schattauer-Verlag, 2005)

Überdosis

Der bedeutende Arzt Rudolf Virchow (1821 – 1902), der an der Berliner Charité arbeitete und lehrte, fragte einmal einen Studenten, wie viel Morphium er bei einer Nierenkolik geben würde. Als der junge Mann zögernd antwortete: »Etwa fünf Gramm«, nickte Virchow bedächtig und meinte dann: »Und was machen Sie anschließend mit der Leiche?«

(Quelle: Hans Bankl: Der Pathologe weiß alles … aber zu spät, Goldmann-Verlag, 2003)

Gesäß, Hintern, Po, Arsch

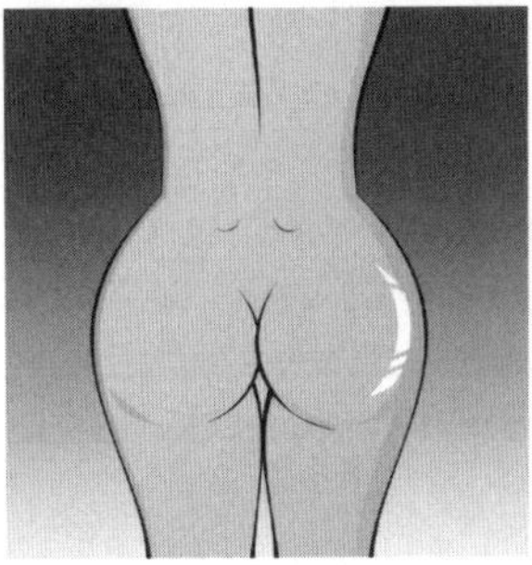

Schon verblüffend, wie viele zum Teil wirklich originelle Bezeichnungen die Deutschen für das menschliche Gesäß verwenden. Hier eine kleine Auswahl:

Allerwertester, Arsch, Brötchen, Gesäß, Hinterbacken, Hintereingang, Hintern, Hinterteil, Hintersteven, Hügel, Kehrseite, Kiste, Knacker, Oarsch, Po, Podex, Popo, Pöter, Schinken, Sitzfleisch, Steiß, verlängerter Rücken, vier Buchstaben, Wackelpeter.

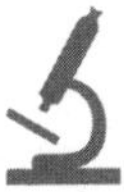

Geht's in Sirup schneller?

Es ist immer wieder erstaunlich, mit welchen Fragestellungen Forscher in aller Welt sich beschäftigen. So wie Ed Cussler, Professor an der Universität von Minnesota. Der wollte nämlich endlich herausbekommen, ob ein Schwimmer in klarem Wasser oder in einer zähen, sirupartigen Flüssigkeit schneller vorankommt. Dazu kippte er eine Riesenmenge Geliermittel in ein Schwimmbecken, das den Inhalt doppelt so dickflüssig wie Wasser machte. Darin ließ er dann mehrere Freizeit- und Wettkampfschwimmer ihre Bahnen ziehen und maß exakt deren Zeiten.

Dabei zeigte sich, dass die Geschwindigkeit in Wasser und Sirup praktisch identisch sind. Und das lässt sich auch erklären: Zwar muss ein Schwimmer in der zähflüssigen Brühe gegen einen erheblich stärkeren Widerstand ankämpfen, dafür haben aber seine Armzüge darin auch eine viel größere Wirkung. Oder anders ausgedrückt: Am Sirup kann er sich viel besser abstoßen als an klarem Wasser. Erst wenn die Flüssigkeit etwa tausend Mal so zäh wäre wie Wasser, käme ein Schwimmer darin deutlich langsamer voran.

Für seine Forschung wurden Ed Cussler und sein schwimmender Student Brian Gettelfinger im Jahr 2005 mit dem Ig-Nobelpreis (siehe Seite 13) für Chemie ausgezeichnet.

(Quelle: Reto U. Schneider: Das neue Buch der verrückten Experimente, Bertelsmann-Verlag, 2009)

Ohrenschmalz bei Menschen unterschiedlicher Bevölkerungsgruppen

Ohrenschmalz wird von den Schweiß- und Talgdrüsen im äußeren Gehörgang gebildet. Er dient dazu, abgestoßene Zellen sowie Schmutz und Fremdkörper einzuhüllen, sodass sie nach außen transportiert werden können. Doch Ohrenschmalz ist keinesfalls gleich Ohrenschmalz. Während er bei Weißen und Schwarzen überwiegend feucht und klebrig ist, ist er bei Asiaten zum größten Teil trocken und krümelig. Schuld daran ist die unterschiedliche geografische Verteilung eines Gens, das nicht nur die Konsistenz des Ohrensekrets, sondern auch die Zusammensetzung anderer Körperausscheidungen wie Schweiß und Muttermilch beeinflusst. Neuere Forschungen lassen sogar einen Zusammenhang zwischen Ohrenschmalz, Körpergeruch und – bei Frauen – Brustkrebsrisiko vermuten.

Der Anteil an trocken-krümeligem Ohrenschmalz beträgt:

bei Nordchinesen:	98 Prozent
bei Japanern:	92 Prozent

bei Südchinesen:	86 Prozent
bei Deutschen:	18 Prozent
bei weißen Amerikanern:	16 Prozent
und bei schwarzen Amerikanern:	7 Prozent.

(Quelle: K. und S. Kunsch: Der Mensch in Zahlen, Spektrum-Verlag, 2000)

HÄTTEN SIE GEWUSST ...? (Teil 4)

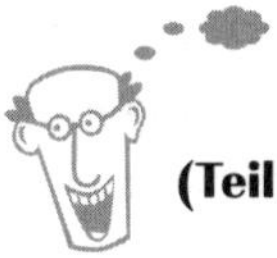

… dass die Hauttemperatur eines Menschen beim Rauchen einer Zigarette um mehr als acht Grad absinkt?

… dass eine menschliche Hand 27 Knochen und 33 Gelenke besitzt?

… dass man nicht mit offenen Augen niesen kann?

… dass unser Herz jeden Tag 40 Badewannen mit Blut füllen könnte?

… dass etwa jeder Vierte niesen muss, wenn er in grelles Licht blickt?

… dass ein 70 Kilogramm schwerer Mann rund 42 Liter Wasser enthält?

… dass 70 Prozent der Menschen beim Küssen ihre Nase rechts von der des Partners positionieren?

… dass der Körper eines Erwachsenen eine Oberfläche von fast zwei Quadratmetern hat?

… dass der Mensch das einzige Lebewesen ist, das richtig weinen kann?

… dass fast alle Frauen zwei unterschiedliche Brüste haben?

… dass der Mensch das am langsamsten wachsende Säugetier ist?

… dass Bauchschläfer besonders häufig erotische Träume haben?

… dass ein Mensch in seinem Dickdarm rund zwei Kilogramm Bakterien beherbergt, die 500 bis 1 000 unterschiedlichen Arten angehören?

(Fortsetzung Seite 96)

Wozu Staubsauger alles gut sind

Gummipuppen, die an den entsprechenden Stellen Öffnungen aufweisen, damit Männer in Ermangelung einer leibhaftigen Frau mit ihnen so etwas wie Sex haben können, gibt es schon lange. Aber offenbar kommen einige Herren mit ihnen nicht zurecht oder die künstlichen Damen sind ihnen zu teuer, vielleicht reicht ihnen aber ja auch der mit dem wabbligen Kunststoff erzielbare erotische Kick nicht aus. In all diesen Fällen liegt es nahe, es zur sexuellen Stimulation mal mit einem anderen Gegenstand zu versuchen. Und der kann erstaunlicherweise sogar ein Staubsauger sein.

Dass das gar nicht so selten vorkommt, wurde durch die Doktorarbeit eines Studenten der Technischen Universität München publik, die sich mit ganz speziellen, in diversen urologischen Kliniken behandelten Verletzungen beschäftigte. Verletzungen nämlich, die sich Männer bei dem Versuch zuzogen, eine Erektion zu bekommen, indem sie ihren schlaffen Penis in den elf Zentimeter langen Ansaugstutzen eines Staubsaugers steckten und diesen dann anschalteten. Blöderweise erzeugten sie damit nicht nur einen – vielleicht tatsächlich sexuell stimulierenden – Luftstrom, sondern berührten mit ihrem besten Stück auch den rotierenden Ventilator des Gerätes. Zum Teil üble Riss- und Quetschwunden waren die Folge.

Bemerkenswerterweise war das verwendete Gerät in allen Fällen dasselbe: ein spezieller Sauger der Firma Vorwerk, und zwar das Modell *Kobold.* Den änderte die Firma, durch die

Doktorarbeit erst auf die Möglichkeit der zweckfremden Verwendung aufmerksam geworden, daraufhin so ab, dass jetzt kein Verletzungsrisiko mehr besteht. Dennoch steht zu vermuten, dass Sex mit einer Gummipuppe in jedem Fall weniger riskant ist als mit irgendeinem, wie auch immer gearteten Haushaltsgerät – ganz besonders natürlich mit einem Mixer!

(Quelle: http://news.doccheck.com/de/article/209146-morbus-kobold-staubsauger-und-andere-gelueste)

Arztwitz 3

»Herr Doktor. Seien Sie ehrlich: Was fehlt mir?«
»Nichts, wirklich überhaupt nichts.
Im Gegenteil: Sie haben so ziemlich alles.«

Schmerzen gemeinsam weglachen

Dass jemand, der lacht, Schmerzen leichter erträgt, vermuten Fachleute schon seit Langem. Doch jetzt haben Wissenschaftler diese Tatsache eindeutig bewiesen, und zwar in einer umfangreichen Studie, bei der sie einer Gruppe von Personen witzige Filmchen, der anderen dagegen eher dröge Dokumentationen vorführten. Während sich die Probanden die Streifen ansahen, taten ihnen die Forscher mit Armmanschetten, die immer stärker aufgeblasen wurden, sowie mit eiskalten Binden bewusst weh und forderten sie auf, Bescheid zu sagen, wenn die Schmerzen nicht mehr auszuhalten waren. Dabei stellte sich eindeutig heraus, dass die Personen der Humor-Filmgruppe, die oft und ausgiebig lachten, wesentlich später um Erbarmen baten als diejenigen der Kontrollgruppe.

Die Forscher vermuten, dass beim Lachen körpereigene Glückshormone, sogenannte Endorphine, ausgeschüttet werden, die unmittelbar auf die Schmerzzentren im Gehirn einwirken. Besonders ausgeprägt war der Effekt, wenn die Probanden sich die heiteren Streifen in Gruppen ansahen und dabei gemeinsam vor Vergnügen kreischten. Dabei wirkten offenbar zwei Dinge zusammen: das Gefühl des Geborgenseins in Gesellschaft anderer und die Anhebung der Schmerzschwelle durch die beim Lachen ausgeschütteten Endorphine. Wer also häufig unter Schmerzen, etwa hartnäckigem Kopfweh, leidet, sollte möglichst oft und herzhaft lachen – am besten zusammen mit Gleichgesinnten. Damit lässt sich so manche Schmerztablette einsparen.

(Quelle: http://www.wissen-und-gesundheit.de/2011/04/6.pdf)

Kartoffelbrei-Rekord

266 Gramm Kartoffelbrei – also mehr als ein halbes Pfund – vertilgte der Engländer Hasib Zafar im Rahmen der *British Potato Conference* im Jahr 2011. Das allein wäre natürlich keine besondere Leistung. Zum Weltrekordhalter wurde Zafar jedoch dadurch, dass er diese Breimenge in gerade mal einer halben Minute hinunterschlang.

(Quelle: Guinness World Records, 2013)

Dumme Gans

In der Sprechstunde des großen Chirurgen Carl Thiersch (1822 – 1895) erschien einmal ein junger Mann mit einer mächtigen, mehr als auffälligen Hakennase. Die wollte er unbedingt chirurgisch korrigieren lassen.

»Warum soll ich denn Ihre Nase operieren?«, fragte Thiersch.

»Weil ich eine Frau heiraten möchte«, antwortete der Mann, »die mich nur mit gerader Nase nehmen will.«

Thiersch schüttelte den Kopf und lehnte die Operation entschieden ab. »Kommt gar nicht infrage! Wenn Ihre Braut so eine dumme Gans ist, lassen Sie sie ruhig laufen.«

(Quelle: Hans Killian: Die heitere Diagnose, Kindler-Verlag, 1982)

Brustkrebs gibt es nicht nur bei Frauen

Brustkrebs ist bei Frauen in den westlichen Industrienationen der häufigste bösartige Tumor mit den meisten Todesfällen. Doch hätten Sie gewusst, dass die heimtückische Geschwulst auch Männer befällt? In Deutschland passiert das pro Jahr immerhin rund 600 Mal. Und zwar mit steigender Tendenz, was schlicht daran liegt, dass vornehmlich ältere Herren zwischen 60 und 70 Jahren betroffen sind, von denen es infolge der zunehmenden Lebenserwartung immer mehr gibt.

Auch beim männlichen Geschlecht macht sich die Krankheit anfänglich in Form eines kleinen Knotens bemerkbar, den die meisten Betroffenen jedoch lange nicht bemerken, weil sie es im Gegensatz zu ihren Frauen einfach nicht gewohnt sind, ihre Brust regelmäßig auf verdächtige Veränderungen hin abzutasten. Dabei lässt sich so ein Knoten bei den Herren der Schöpfung viel leichter fühlen. Hinzu kommt, dass beim Wachstum des Tumors in über 90 Prozent der Fälle keinerlei warnende Schmerzen auftreten. Kein Wunder daher, dass die meisten betroffenen Männer erst stutzig werden, wenn sich ihre Brustwarze merkwürdig nach innen zieht oder wenn es aus ihr herausblutet.

Aber auch die Ärzte sind nicht schuldlos. Denn weil der Tumor bei den Herren so selten ist, dauert es in der Regel lange, bis die Mediziner die richtige Diagnose stellen. Und so wird der maskuline Brustkrebs im Durchschnitt erst zehn Jahre später festgestellt als die feminine Variante. Mit der fatalen Folge, dass Männer deutlich geringere Chancen haben, die tückische Geschwulst lebend zu überstehen.

Arztwitz 4

Kommt ein Mann zum Arzt: »Ich habe ein echtes Problem. Ich habe Augen wie Alain Delon, Muskeln wie Arnold Schwarzenegger, aber einen Pimmel wie ein Baby.«

Der Arzt erklärt, da könne man nicht viel machen, der Mann müsse halt lernen, mit diesem Makel klarzukommen, und schickt ihn deshalb zu einem Psychologen.

Der will, bevor er in eine Psychotherapie einsteigt, die Angelegenheit erst mal begutachten und bittet den Mann, Hose und Unterhose runterzulassen. Der tut das, und der Psychologe fällt mit einem Schreckensschrei in Ohnmacht.

Als er wieder zu sich kommt, meint der Mann: »Ich hab's Ihnen doch gesagt. Ein Pimmel wie ein Baby. 51 Zentimeter lang und sieben Pfund schwer.«

Voll in die Hose

In Saarbrücken betrat ein Mann mit blutverschmierten Händen und schmerzverzerrtem Gesicht ein Polizeirevier und gab an, ein Unbekannter habe auf seinen Penis geschossen und ihn dabei schwer verletzt. Tatsächlich ergab eine erste Untersuchung eine stark blutende Wunde am besten Stück des offensichtlich angetrunkenen Mannes. Der wurde daraufhin unverzüglich in ein Krankenhaus gebracht, wo die Ärzte allerdings feststellten, dass die Geschichte so nicht stimmen könne. Daraufhin gab der Patient zu, er habe gelogen und sich beim Hantieren mit einer Pistole unbeabsichtigt selbst in den Unterleib geschossen.

Zum Glück war die Verletzung nicht allzu schlimm, sodass der Unglücksschütze nach sachgerechtem Versorgen der Wunde nach Hause geschickt werden konnte. Dort muss er jetzt mit einer Anzeige wegen unerlaubten Waffenbesitzes rechnen. Hätte er doch bloß nicht selbst die Polizei eingeschaltet!

(Quelle: Shortnews.de, 25.5.2009)

Die Bristol-Stuhlformenskala

Alles, aber auch alles, wird heutzutage gemessen und in Kategorien eingeteilt. So gibt es nicht nur eine Beaufort-Skala für die Stärke des Windes und eine Richter-Skala für die Wucht eines Erdbebens, sondern auch eine Einteilung der unterschiedlichen Konsistenz der menschlichen Exkremente:

Typ 1: einzelne Klumpen bzw. feste Kügelchen, nussähnlich, schwer auszuscheiden

Typ 2: klumpige Wurstform

Typ 3: Wurstform mit rissiger Oberfläche beziehungsweise mit kleinen Stückchen an der Oberfläche

Typ 4: wurst- oder schlangenförmig mit glatter Oberfläche

Typ 5: einzelne weiche, glattrandige Klümpchen, leicht auszuscheiden

Typ 6: einzelne lockere, weiche Klümpchen mit ausgefranstem Rand

Typ 7: flüssig-wässrig, ohne feste Bestandteile, keine Stücke

Stinksocken nicht vergessen!

Malaria, noch immer eine der übelsten Krankheiten tropischer Regionen, wird durch die Anopheles-Mücke übertragen, die die Erreger beim Blutsaugen in den menschlichen Körper befördert. Und da es alles andere als einfach ist, die Mückenplage in einem bestimmten Gebiet in den Griff zu bekommen, muss man zur Eindämmung der Krankheit eben versuchen, die Tierchen von den dort lebenden Menschen fernzuhalten – oder besser gesagt: sie irgendwie abzulenken. Das sagte sich auch Dr. Fredros Okumu, ein bedeutender Insektenkundler aus Tansania, und machte sich auf die Suche nach einem geeigneten Lockstoff. Dabei kam er zu der Einsicht, dass die Mücken ihre Opfer kaum sehen, sehr wohl aber an ihrem Geruch erkennen. Speziell der menschliche Schweiß, genauer gesagt die bei seinem Abbau entstehende

Fettsäure, dient den Insekten dazu, einen Menschen zu orten. Und da die Bakterien, die den Schweißabbau bewerkstelligen, in besonders großer Menge im Fußbereich vorkommen, bat er in mehreren Zeitungsanzeigen, ihm schweißdurchtränkte »Stinksocken« zu schicken. Die stopfte er in speziell konstruierte Fallen, und siehe da: Die Anopheles-Mücken waren auf den widerlichen Geruch derart scharf, dass sie in Scharen zu den Fallen flogen, in denen sie sich verfingen und zugrunde gingen.

Dr. Okumu hat ausgerechnet, dass man mit 20 derartigen Fallen 1 000 Menschen vor den Mücken schützen kann. Da dazu aber immer wieder neue Stinksocken nötig sind, deren Beschaffung auf Dauer sehr mühsam wäre, machte er sich daran, die entscheidenden Schweißbestandteile, vor allem besagte Fettsäuren, chemisch zu analysieren und schließlich synthetisch herzustellen. Mit dem so erzeugten Duftcocktail lassen sich die Mücken prächtig von den Menschen ablenken, und wenn in einem afrikanischen Dorf einmal kein künstlicher Lockstoff zur Verfügung steht, kann er ja weiterhin durch Schweißsocken mit den darin enthaltenen natürlichen Substanzen ersetzt werden. Es ist daher womöglich durchaus sinnvoll, einige Wochen vor der Reise in ein malariagefährdetes Gebiet Tag für Tag dieselben Socken zu tragen und sie am Ende, ungewaschen und müffelnd, in den Koffer zu packen.

Der »Drei-Durchfalls-Jodler«

Cholera-Ruhr-Diarrhöööö!

Was Mägen mögen

Warum heißt mein Magen bloß Magen?
Da brauch' ich nicht lange zu fragen.
Weil er sehr viel mag,
und das Tag für Tag.
Darum heißt er Magen, mein Magen.

Was mag denn mein Magen so mögen?
Da muss ich nicht lang überlegen.
Mag Bier, Sekt und Wein,
auch Schnaps darf es sein.
Ein Whisky? Klar, spricht nichts dagegen.

Was bringt meinen Magen zum Motzen?
So wie kleine Kinder, die trotzen?
Er motzt bei Spinat,
Spinat find't er fad.
Nicht fad nur, er findet's zum Kotzen!

(Jürgen Brater)

Beliebte Hausmittel – richtig oder falsch?

Wenn es einem mal nicht ganz so gut ist wie sonst, geht man normalerweise nicht gleich zum Arzt, gibt es doch für kleinere Wehwehchen zahlreiche Tipps und Hausmittel, mit denen man sich recht gut selbst behelfen kann. Dabei fragt sich allerdings, ob die angewandte Methode jeweils sinnvoll ist.

Wie steht es in diesem Sinne mit Ihren eigenen medizinischen Kenntnissen? Ist Ihnen stets klar, was Ihnen guttut und was nicht? Wenn Sie sich in dieser Hinsicht selbst testen wollen, bewerten Sie doch einfach mal die folgenden zehn Behauptungen entweder mit richtig oder falsch. Ob Sie recht haben, erfahren Sie auf Seite 264.

1. Eine kleine Wunde heilt besser, wenn man sie offenlässt und nicht mit einem Pflaster zuklebt.
2. Einen Alkoholrausch nach einer durchzechten Nacht wird man am besten mit einem deftigen Katerfrühstück los.
3. Bei Nasenbluten soll man den Kopf in den Nacken legen.
4. Zecken entfernt man am besten, indem man Öl oder Klebstoff darauf träufelt.
5. Gegen Ohrenschmerzen hilft es, mit heißem Öl beträufelte Watte ins Ohr zu stecken.
6. Wenn man zornig ist, soll man Dampf ablassen.
7. Wenn man friert, hilft ein Schnaps.
8. Leichtes Fieber soll man nicht behandeln.
9. Bei einem Schnupfen soll man die Nase stets mit einem frischen Taschentuch putzen.
10. Unterkühlte Gliedmaßen soll man mit Schnee einreiben.

Was ist ein Alkoholiker?

Von dem seinerzeit weithin bekannten österreichischen Internisten Franz Chvostek (1835 – 1884) war bekannt, dass er gern und viel trank. Als er sich selbst einer Bauchoperation unterziehen musste, war seine erste Frage nach dem Aufwachen aus der Narkose: »Wie steht's mit meiner Leber?« Der Operateur beruhigte ihn mit der Feststellung, die Leber sei ganz und gar einwandfrei. Daraufhin rief Chvostek vergnügt aus: »Ausgezeichnet, ich trinke weiter.«

Und das tat er dann nicht nur, sondern formulierte auch den bekannten Satz: »Ein Alkoholiker ist nur der, der es nicht verträgt.«

(Quelle: Hans Bankl: Der Pathologe weiß alles … aber zu spät, Goldmann-Verlag, 2003)

Die blaue Frau

Die Ärzte eines Krankenhauses in Kanada standen vor einem Rätsel: Die junge Frau, die gerade eingeliefert worden war, war von Kopf bis Fuß blau angelaufen, ein untrügliches Zeichen für akuten Sauerstoffmangel. Blau wird die Haut nämlich dadurch, dass der Blutfarbstoff (Hämoglobin), wenn er nicht mit Sauerstoff beladen ist, seine hellrote Farbe verliert. Hatte die Patientin vielleicht Probleme mit Herz oder Lunge, oder stand sie womöglich unmittelbar vor einem lebensbedrohlichen Schock? Eine gründliche Untersuchung bestätigte weder die eine noch die andere Verdachtsdiagnose. Doch was höchst merkwürdig war: Die Zunge war ganz normal rosa gefärbt, also bestens durchblutet. Wie war das möglich?

Des Rätsels Lösung fand ein junger Assistenzarzt, der an der Haut der Frau mit einem alkoholgetränkten Tupfer herumwischte und dabei verblüfft feststellte, dass sich die rätselhafte Verfärbung damit problemlos beseitigen ließ. Und plötzlich war der Patientin auch klar, seit wann sie ihre normale Hautfarbe verloren hatte: seit sie in neuer Bettwäsche schlief. Die war nämlich knallblau und hatte schlicht abgefärbt.

(Quelle: Martina Frei: Das Mädchen mit den zwei Blutgruppen, Eichborn-Verlag, 2010)

Knochen sind keine Schokoriegel

Wenn Ärzte ihren Patienten erklären wollen, wie sich deren Knochen bei einer Osteoporose (Knochenschwund) verändern und warum sie dann leicht brechen, vergleichen sie sie gern mit Luftschokoladeriegeln. So porös wie die seien auch die kranken Knochen, während gesunde Knochen Riegeln aus massiver Schokolade entsprächen. Doch so anschaulich dieser Vergleich auch sein mag, so falsch ist er, setzt er doch stillschweigend voraus, dass Luftschokolade brüchiger ist als massive. Das aber ist mitnichten der Fall, ja, das Gegenteil trifft zu. Bei Versuchen, bei denen beide Riegelarten aus 1,20 Meter Höhe auf einen harten Steinboden fielen, zerbrachen nämlich die aus Vollschokolade allesamt, während die luftigen den Sturz nahezu unbeschadet überstanden. 40 Prozent von ihnen blieben sogar auch dann noch heil, als die Forscher sie aus 2,10 Meter auf die Erde prallen ließen.

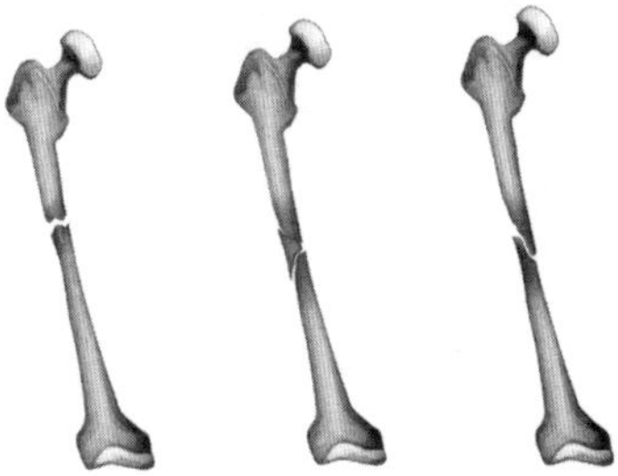

Man sieht daraus, dass leicht und porös keinesfalls immer mit bruchgefährdet gleichzusetzen ist. Zwar ist das bei osteoporotisch veränderten Knochen im Gegensatz zu gesunden tatsächlich der Fall, zum besseren Verständnis aber unterschiedliche Schokoriegel heranzuziehen, ist schlichtweg Unsinn.

Arztwitz 5

Älterer Mann zum Arzt: »Ich leide entsetzlich darunter, dass meine Hoden so geschrumpft sind.«

Arzt: »Aber guter Mann, in Ihrem Alter ist das doch ganz egal. Sie wollen doch wohl keine Kinder mehr zeugen, oder?«

Mann: »Nein, darum geht es nicht. Es ist ein rein optisches Problem. Ich gehe so gern schwimmen, traue mich aber in der Badehose nicht mehr unter die Leute. Ich sehe darin aus wie eine Frau ohne Busen im Bikini.«

Der Arzt lacht. »Wenn es nur das ist! Dann können wir doch etwas in Ihren Hodensack einpflanzen, was biokompatibel ist und von der Form her passt. Eine biologische Funktion muss es ja nicht haben. Ich schlage Kartoffeln vor.«

Der Mann ist einverstanden, und die Operation wird ausgeführt. Ein paar Wochen später trifft der Arzt den Mann in der Stadt.

Arzt: »Na, wie sind Sie mit dem Ergebnis des Eingriffs zufrieden?«

Der Mann strahlt. »Wunderbar, Herr Doktor, wirklich ganz toll. Ich habe jetzt nicht mehr die geringsten Hemmungen, mich in der Badehose zu zeigen. Das einzige Problem ist …« Der Mann zögert.

Arzt: »Na, was denn?«

Mann: »Früher hatte ich Filzläuse. Jetzt habe ich Kartoffelkäfer.«

HÄTTEN SIE GEWUSST …? 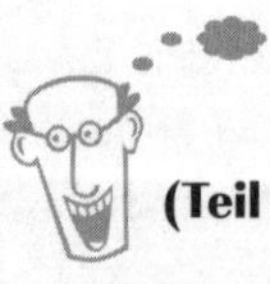 (Teil 5)

… dass ein Mensch jeden Tag etwa 80 Haare verliert?

... dass unser längster Knochen (Oberschenkel) rund 170 Mal so lang ist wie der kürzeste (Steigbügel im Mittelohr)?

... dass unsere Nieren dem Blut jeden Tag rund 170 Liter Flüssigkeit entziehen (von denen dem Körper etwa 168 Liter wieder zugeführt und rund zwei Liter ausgeschieden werden)?

... dass die Durchblutung unserer Haut, die normalerweise etwa zehn Milliliter pro Minute beträgt, bei extremer Hitze auf drei Liter pro Minute und damit auf das Dreißigfache ansteigen kann?

... dass unsere Nerven Impulse mit bis zu 430 Stundenkilometern weiterleiten können?

... dass in einem Milliliter Speichel rund zehn Millionen Bakterien leben?

... dass Totenschädel weder Nase noch Ohren haben, weil Knorpel schneller verwesen als Knochen?

... dass die Nerven unseres Körpers insgesamt rund 770 000 Kilometerlang sind?

... dass ein rotes Blutkörperchen etwa eine Minute braucht, um den ganzen Körper zu durchwandern?

(Fortsetzung Seite 120)

Arzt-Autoren und Autoren-Ärzte

Es ist schon erstaunlich, wie viele bedeutende Schriftsteller zugleich Ärzte waren beziehungsweise wie viele Ärzte es als Autor zu großem Ansehen gebracht haben. Doch wenn man sich fragt, warum das wohl so ist, findet man durchaus plausible Antworten. So meinte etwa der bekannte Literaturkritiker Marcel Reich-Ranicki zu diesem Thema einmal: »Beide, Literaten und Mediziner, sind Fachleute für menschliches Leiden. Daher ist es naheliegend, dass es zwischen beiden Berufen viele Berührungspunkte gibt, ja dass sogar so etwas wie eine verborgene Verwandtschaft besteht.« Und der Engländer William Somerset Maugham, einer der meistgelesenen Autoren seiner Zeit, behauptete sogar: »Ich kenne keine bessere Schulung für einen Schriftsteller, als einige Jahre den Beruf des Arztes auszuüben.«

Das haben unter anderem auch drei der größten Schriftsteller des 20. Jahrhunderts getan: nämlich der Dichter und Essayist Gottfried Benn (1886 – 1956), der von sich gesagt hat, ihm sei eine Existenz ohne die Wendung zu Medizin und Biologie völlig undenkbar; Alfred Döblin (1878 – 1957), der Verfasser von »Berlin Alexanderplatz«; sowie der »Reigen«-Autor Arthur Schnitzler (1862 – 1931), von dem die kategorische Feststellung stammt: »Wer je Mediziner war, kann nie aufhören, es zu sein. Denn Medizin ist eine Weltanschauung.«

Tatsächlich ist es wohl die ständige Konfrontation mit menschlichen Schicksalen, mit Leid und Tod, die die Arzt-Autoren zu kühlen, diagnostischen Beobachtern macht und ihnen zudem auch noch reichlich Stoff bietet. »Ich fand meine Kranken«, schrieb Alfred Döblin im Rückblick auf sein Leben, »in ihren ärmlichen Stuben liegen; sie brachten mir auch ihre Stuben in mein Sprechzimmer mit. Ich sah ihre Verhältnisse, ihr Milieu; es ging alles ins Soziale, Ethische und Politische über.« In »Berlin Alexanderplatz« finden sich diese Patientenschicksale, literarisch bearbeitet, wieder. Weitere berühmte Arzt-Autoren waren beziehungsweise sind unter anderem:

- **Friedrich Schiller** (1759 – 1805), der berühmte Schöpfer von Dramen wie »Die Räuber«, »Kabale und Liebe« und

»Don Carlos«, aber auch von Gedichten wie »Die Bürgschaft« und »Die Kraniche des Ibykus«

- **John Keats** (1795 – 1821), einer der wichtigsten Dichter der englischen Romantik
- **Heinrich Hoffmann** (1809 – 1894), von dem der berühmte »Struwwelpeter« stammt
- **Georg Büchner** (1813 – 1837), dessen bekannteste Werke wohl das Lustspiel »Leonce und Lena« sowie das Drama »Woyzeck« sind
- **Arthur Conan Doyle** (1859 – 1930), der geistige Vater des »Sherlock Holmes«
- **Anton Tschechow** (1860 – 1904), ein russischer Dramatiker, der international durch Werke wie »Die Möwe«, »Der Kirschgarten« oder »Drei Schwestern« berühmt wurde
- **William Carlos Williams** (1883 – 1963), ein bei uns eher wenig bekannter amerikanischer Lyriker, als dessen Meisterwerke die Gedichte über die Stadt Paterson in New Jersey gelten
- **Michail Bulgakow** (1891 – 1940), einer der bedeutendsten Satiriker der russischen Literatur
- **Peter Bamm** (1897 – 1975), mit richtigem Namen Curt Emmrich, Verfasser von Essays, Biografien und Reiseberichten
- **Hoimar von Ditfurth** (1921 – 1989), der besonders als Autor populärwissenschaftlicher Werke und als Fernsehmoderator bekannt wurde
- **Ernst Augustin** (*1927), Verfasser von Romanen wie »Der amerikanische Traum« oder »Die Schule der Nackten«
- **Uwe Tellkamp** (*1968), dessen mit Abstand bekanntestes Werk der Ex-DDR-Roman »Der Turm« ist

Limerick

Es klagten zwei Hoden in Zossen
von ihrem Gebieter verdrossen:
»Kaum haben wir Affen
fünf Spermien geschaffen,
schon hat er sie wieder verschossen!«

(Jürgen Brater)

Alles Blödsinn

Zu Emil von Behring (1854 – 1917), dem Begründer der Diphtherie-Schutzimpfung, kam einst ein junger Mediziner, der bei ihm arbeiten und von ihm lernen wollte. Behring gab ihm folgenden Rat: »Wenn Sie die Absicht haben, etwas zu leisten, dann vergessen Sie so ziemlich alles, was Sie bisher gelernt haben, denn das ist fast alles Unsinn. Behalten Sie auch nicht zu viel aus den Büchern im Gedächtnis, denn das meiste darin ist ebenfalls Unfug. Wenn Sie allerdings rasch vorankommen wollen, dann müssen Sie sich dazu entschließen, den ganzen Unsinn zu akzeptieren und mitzumachen – dann aber bitte nicht bei mir.«

(Quelle: Hans Killian: Die heitere Diagnose, Kindler-Verlag, 1982)

Gesundheit und Faulheit

Gesund und Müßiggang, so viel man täglich schaut,
Wohnt und verträgt sich nie gar gern in einer Haut.

(Friedrich von Logau)

Dr. Zufall

Weltweit sind Hunderttausende Ärzte, Pharmazeuten, Biologen, Ingenieure und viele weitere Spezialisten in der medizinischen Forschung tätig. Jeden Tag finden sie Neues über die Abläufe im gesunden und kranken menschlichen Körper heraus und entwickeln in mühevoller und meist langwieriger Arbeit bessere Diagnose- sowie wirkungsvollere Therapieverfahren. Doch etliche höchst bedeutsame Errungenschaften der medizinischen Wissenschaft sind keineswegs das Produkt angestrengter Bemühungen, sondern beruhen auf nichts weiter als purem Zufall. Wobei allerdings anzumerken ist, dass es immer eines aufmerksamen Beobachters oder empfänglichen Geistes bedarf, um das entscheidend Neue hinter der zufälligen Erkenntnis zu entdecken. So auch in den folgenden Fällen:

In der Nacht zum 8. November 1895 findet der Physiker Wilhelm Conrad Röntgen nicht ins Bett. Er experimentiert mit den gerade neu entdeckten Kathodenstrahlen, die beim Anlegen einer hohen Spannung in Gasentladungsröhren einen schmalen, glühenden Streifen entstehen lassen. Dabei stellt er verwundert fest, dass ein in dem abgedunkelten Raum stehender, mit speziellen Chemikalien beschichteter Schirm, den er eigentlich für andere Experimente verwenden will, plötzlich hell aufleuchtet. Die Kathodenstrahlen können für diesen verblüffenden Effekt nicht verantwortlich sein, dafür sind sie viel zu schwach. Um ganz sicher zu gehen, umhüllt Röntgen die Röhre mit schwarzem Papier. Und siehe da: Der Schirm leuchtet weiter. Neben den Kathodenstrahlen müssen bei dem Versuch also noch andere, wesentlich energiereichere, bislang gänzlich unbekannte Strahlen entstanden sein, und die sind offenbar mühelos in der Lage, das schwarze Papier zu durchdringen.

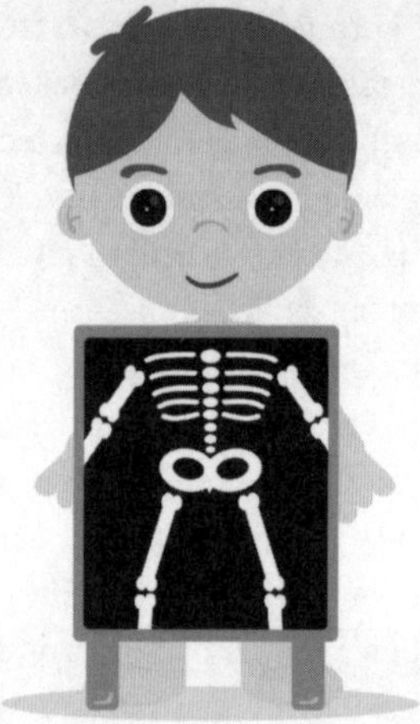

Als er sich zu dieser revolutionären Erkenntnis durchgerungen hat, kommt ihm plötzlich der geniale Gedanke, andere Gegenstände und Materialien zwischen Röhre und Schirm zu stellen. Und zu seinem großen Erstaunen halten auch diese die geheimnisvollen Strahlen nicht auf. Schließlich verwendet er, der begeisterte Hobbyfotograf, statt des Schirms Fotopapier, auf der die durchdrungenen Materialien je nach Dichte unterschiedlich tiefe Schatten zurücklassen. Als er schließlich die Hand seiner Frau durchleuchtet, entsteht die erste Röntgenaufnahme eines menschlichen Körperteils. Das Bild wird weltberühmt und die medizinische Diagnostik um ein Verfahren bereichert, das heute aus den ärztlichen Praxen und Krankenhäusern nicht mehr wegzudenken ist und dem unzählige Menschen letztlich die Heilung von allen möglichen Krankheiten verdanken.

Wir schreiben das Jahr 1928. Gerade ist der britische Mikrobiologe Alexander Fleming aus dem Urlaub in sein Labor zurückgekehrt, da bemerkt er zu seinem großen Schrecken, dass er vor der Abreise vergessen hat, Petrischalen mit Bakterienkolonien in den Kühlschrank zu stellen. Als er sie sich ansieht, ist er entsetzt: Eine Art grünlicher Schimmel hat sich in den Schalen breitgemacht und die Bakterien allesamt vernichtet. Doch anstatt die verdorbenen Kulturen wegzuwerfen, denkt Fleming nach und wird sich plötzlich der Tatsache bewusst, dass der Schimmelpilz – mit dem wissenschaftlichen Namen heißt er *Penicillium notatum* – offenbar eine Substanz ausscheidet, die die Bakterien abtötet. Sofort startet er gezielte Versuche mit verschiedenen Bakterienstämmen und stellt fest, dass Staphylokokken, Streptokokken sowie die Erreger von Milzbrand, Pfeifferschem Drüsenfieber und Wundstarrkrampf von dem Extrakt aus dem Schimmelpilz vernichtet werden, dass dieser jedoch weißen Blutkörperchen nichts anhaben kann und damit für Menschen ungefährlich ist. Das ist die Geburtsstunde des Penizillins.

Mit Sicherheit ist das Missgeschick mit den verdorbenen Bakterienkulturen vor Fleming auch schon anderen Mikrobiologen passiert, aber der Brite ist der Erste, der das Ereignis nicht als fatales Unglück, sondern als enorme Chance erkennt, endlich die damals noch unzählige Todesopfer fordernden bakteriellen Infektionskrankheiten wirksam bekämpfen zu können. Millionen Menschen verdanken der Entdeckung von Alexander Fleming – er bekommt dafür später den Nobelpreis – ihr Leben.

Nicht ganz so zufällig, aber doch mit sehr viel Glück wird ein anderes Medikament entdeckt, das einer der größten medizinischen Errungenschaften des 20. Jahrhunderts zum Durchbruch verhilft: der Organtransplantation. Die ist bis dahin nämlich ein höchst riskantes Unterfangen, das immer wieder daran scheitert, dass das transplantierte Organ vom Immunsystem des Empfängers als fremd erkannt und abgestoßen wird. Soll die Verpflanzung gelingen, bleibt daher nichts anderes übrig, als das Immunsystem komplett lahmzulegen, und zwar dauerhaft. Das verhindert zwar zuverlässig die Abstoßung, hat aber den gravierenden Nachteil, dass der Patient nach der Operation bis zu seinem Lebensende für alle möglichen Infektionen extrem anfällig ist.

Und nun kommt der Zufall ins Spiel. Denn der Schweizer Pharmakonzern Sandoz ist gerade dabei, in Bodenproben aus aller Herren Länder nach weiteren Schimmelpilzarten zu suchen, die, ebenso wie das Penizillin, zuverlässig Bakterien abtöten. Die finden sie zwar nicht, stoßen bei ihrer Arbeit aber 1970 auf eine Substanz, die offenbar das Immunsystem schwächt, ohne es jedoch ganz auszuschalten. Sie nennen den Stoff »Cyclosporin«. Und schnell stellt sich das enorme Potenzial des neuen Wirkstoffs heraus: Tatsächlich verhindert er die Abstoßung des fremden Gewebes, ohne das Infektionsrisiko allzu sehr zu erhöhen.

Bereits 1982 wird Cyclosporin weltweit bei Transplantationen von Herz, Leber und Bauchspeicheldrüse eingesetzt, und tatsächlich überleben von da an wesentlich mehr Patienten als vorher den Eingriff und vor allem die höchst riskante Zeit danach.

Im September 1993 ruft ein Arzt aus der englischen Provinz den Entwicklungschef des US-amerikanischen Pharmakonzerns Pfizer an und erzählt ihm, er habe an dem Feldversuch zur Erprobung des Medikaments Sildenafil teilgenommen, das die Durchblutung des Herzens verbessern und den Blutdruck senken soll. Bei seinen Patienten habe er eine derartige Wirkung jedoch nicht festgestellt, erklärt er, aber da gebe es eine interessante Nebenwirkung. Die ist den Pfizer-Leuten bei ihren Experimenten mit freiwilligen Probanden allerdings inzwischen auch schon aufgefallen: Viele der männlichen Versuchspersonen geben nämlich an, nach Einnahme der Substanz eine mächtige Erektion zu erleben. Damit ist »Viagra« geboren. Die kleinen blauen Tabletten erweitern weit weniger die Blutgefäße am Herzen als vielmehr diejenigen, die für die Füllung der Schwellkörper im Penis sorgen. So ist durch schieren Zufall das erste Medikament entwickelt worden, das bei Erektionsstörungen tatsächlich wirkt. Wie viele Männer auf ein solches Präparat sehnsüchtig gewartet haben, wird deutlich, als das Präparat weltweit in die Apotheken kommt: Schon nach kurzer Zeit schlägt Viagra sämtliche Rekorde und wird zum verkaufsstärksten Medikament überhaupt.

Lieber mit Champagner feiern

Dass Sportler einen triumphalen Sieg ausgelassen feiern, ist mehr als verständlich, und dass dabei ein bisschen Alkohol im Spiel ist, auch. Es sollte allerdings nicht unbedingt Bier sein, was da in den Siegerpokal eingefüllt wird. Sonst kann es einem so gehen wie einem 24-jährigen australischen Fußballprofi, der nach einer solchen Siegesfeier mit akuten Schluck- und Atembeschwerden ins Krankenhaus eingeliefert werden musste. Dort fanden die Ärzte in der Speiseröhre einen verklemmten Kronkorken, der vorher im Eifer des Gefechts wohl mit in den Pokal geraten sein musste und zum Glück noch so weit oben saß, dass er mithilfe eines kleinen endoskopischen Eingriffs entfernt werden konnte.

Vor seiner Entlassung empfahlen die Mediziner dem Sportler, künftig lieber mit Champagner zu feiern. Tatsächlich ist in der ganzen medizinischen Fachliteratur kein Fall zu finden, in dem jemand einen Wein- oder Sektkorken verschluckt hat. Champagner im Siegespokal ist also nicht nur feiner als Bier, sondern auch viel gesünder.

Kenn' ich dich?

Sicher ist es Ihnen auch schon passiert, dass Ihnen irgendwo eine bekannte Person begegnet ist, von der Sie eigentlich erwartet hätten, dass der- oder diejenige Sie grüßen würde – und dann geschah nichts dergleichen. Vielleicht waren Sie enttäuscht, vielleicht sogar ein wenig verärgert, aber dann sagten Sie sich, dass der oder die Bekannte vielleicht gerade tief in Gedanken versunken war und Sie schlicht übersehen hat.

Doch möglicherweise steckte ja auch etwas ganz anderes dahinter: Vielleicht litt der Betreffende ja unter der sogenannten »Gesichtsblindheit«. Dieses Leiden gibt es wirklich. Mit dem medizinischen Fachausdruck heißt es »Prosopagnosie« und äußert sich darin, dass der daran Erkrankte fremde Gesichter nicht unterscheiden und mithin andere Menschen nicht identifizieren kann. Das geht in extremen Fällen so weit, dass er selbst seine Ehefrau und Kinder nicht mehr erkennt und ihm sogar das eigene Spiegelbild fremd erscheint. Ursächlich kommt ein unfallbedingter Gehirnschaden in Betracht, aber auch erbliche Faktoren können eine Rolle spielen. Fest steht, dass der oder die Betroffene sehr wohl die Augen, die Nase, die Ohren und den Mund des Gegenübers erkennen, jedoch nicht in der Lage sind, diese Einzelteile zu einem zusammenhängenden Bild zu verknüpfen.

Glaubte man früher, die Prosopagnosie sei ein ausgesprochen seltenes Leiden, haben umfangreiche Untersuchungen zur Verblüffung der Wissenschaftler ergeben, dass fast jeder Fünfzigste davon betroffen ist – oft ohne sich dessen überhaupt bewusst zu sein. Denn viele Gesichtsblinde sind in der Lage, eine andere Person an ihrer Art, sich zu bewegen, an ihrer Stimme oder an typischen Merkmalen ihrer Kleidung zu erkennen. Und da sie ja nie erlebt haben, wie gesunde Menschen Gesichter identifizieren, fällt ihnen ihr Defizit gar nicht auf. Das ist in etwa mit einem Menschen zu vergleichen, der immer glaubt, er würde perfekt sehen, bis er plötzlich eine passende Brille aufsetzt und erstaunt feststellt, was ihm bisher verborgen geblieben ist.

Lange Beine und gesundes Herz – es liegt an der Mutter

Es ist schon erstaunlich, was alles erforscht, nach welchen etwaigen Zusammenhängen gesucht und was dabei entdeckt wird. So haben Wissenschaftler der amerikanischen Universität Bristol herausgefunden, dass Frauen, deren Beine länger als 75,75 Zentimeter sind, seltener herzkrank werden als ihre kürzerbeinigen Geschlechtsgenossinnen. Den erstaunlichen Befund erklären die Forscher damit, dass etliche Faktoren, die in der Zeit bis zur Pubertät für das Längenwachstum der Beine verantwortlich sind, auch die Funktion des Herzens beeinflussen. Demnach haben Mütter, die nicht rauchen, ihre Babys lang stillen und es ab dem zweiten Lebensjahr mit proteinreicher Kost versorgen, gute Chancen, später nicht nur auffällig langbeinige Töchter, sondern auch solche mit überdurchschnittlich gesundem Herz zu haben.

(Quelle: http://de.woobby.com/item/show/73478--Langbeinige-Frauen-leben-laenger/7373-Kuriose-Studien-aus-der-Medizin)

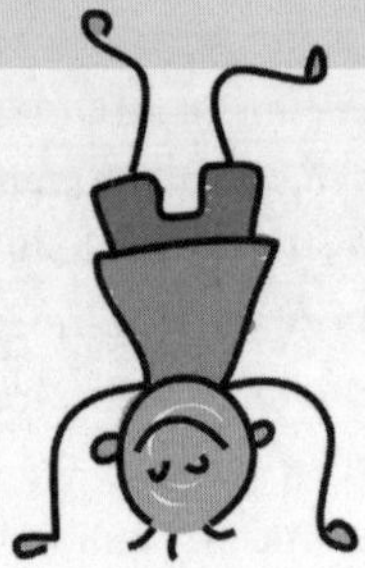

Nicht runter-, sondern raufgeschluckt

Bier kann man so oder so genießen, je nach Geschmack aus der Flasche ebenso wie aus dem Glas. Doch darauf, es im Kopfstand zu trinken, muss man erst mal kommen. Den Weltrekord in dieser kuriosen Disziplin hält der Engländer (war ja klar!) Peter Dowdeswell, der am 21. April 2011 ein Pint Starkbier – das sind 0,568 Liter – in gerade mal 5,24 Sekunden schluckte.

(Quelle: Guinness World Records, 2013)

Brasilianische Therapien

Im Nordosten Brasiliens leben viele arme Menschen, die keinen Arzt bezahlen können und auch nicht durch eine staatliche Pflichtkrankenkasse für die arbeitende Bevölkerung abgesichert sind, weil sie offiziell als beschäftigungslos gelten. Wenn sie krank werden, und das passiert bei den miserablen hygienischen Verhältnissen sehr oft, bleibt ihnen nur die

Möglichkeit, sich selbst zu helfen, und dabei nutzen sie noch heute die überlieferten Behandlungsverfahren einer längst überholten Volksmedizin. Erstaunlicherweise helfen die manchmal sogar. Hier ein paar besonders kuriose Therapien, die Sie ja gern mal ausprobieren können:

- gegen Asthma:
  Tee aus Vogelkot oder den pulverisierten Schwanzrassel einer Klapperschlange trinken
- gegen Bauchschmerzen:
  Tee aus einem rohen Hühnermagen trinken
- gegen Bettnässen:
  dem Kind mit einem lebenden Aal zwei, drei Ohrfeigen verpassen
- gegen Blähungen:
  aus Termiten zubereiteten Tee trinken
- gegen Fußschweiß:
  den Fuß im Urin eines Kindes baden
- gegen Hämorrhoiden:
  sich ein Tabakblatt in den Hintern stecken oder sich mit nacktem Po auf den Stumpf einer Bananenstaude setzen
- gegen Halsweh:
  eine geröstete Riesenameise essen
- gegen Hühneraugen:
  Zeh mit Ohrenschmalz bestreichen
- gegen Impotenz:
  gebratene Stierhoden essen
- gegen Kopfschmerzen:
  sich ein Gemisch aus Kaffeepulver und Butter auf die Stirn schmieren
- gegen Nasenbluten:
  zuerst den Kopf in kaltes Wasser tauchen und dann etwa fünf Minuten in den Himmel blicken

- gegen Ohrenschmerzen:
  etwas Muttermilch ins Ohr träufeln
- gegen Schwangerschaftserbrechen:
  eine ungesalzene gebratene Taube essen
- gegen Warzen:
  die Warzen mit Menstruationsblut beträufeln
- gegen Zahnschmerzen durch Karies:
  in den schmerzenden Hohlraum einen Streichholzkopf stopfen

(Quelle: »Kuriose Medizintipps« in www.brasilienportal.de)

Alter Witz

Einer der vielen bekannten Mediziner, die an der Berliner Charité arbeiteten und lehrten, war der Pathologe Otto Lubarsch (1860 – 1933). Der begrüßte seine – damals praktisch ausschließlich männlichen – Studenten in jedem neuen Semester mit den Worten: »Meine Herren, ich heiße Lubarsch. Die dazu passenden Witze können Sie sich getrost schenken. Sie sind alle bereits schon gemacht worden.«

(Quelle: Hans Bankl: Der Pathologe weiß alles ... aber zu spät, Goldmann-Verlag, 2003)

Abnehmen kurios

Schlanke Menschen sehen nicht nur besser aus, sie haben auch ein deutlich geringeres Risiko, krank zu werden als ihre beleibteren Zeit- und Geschlechtsgenossen. Kein Wunder also, dass es unzählige Diäten gibt, die demjenigen, der sie befolgt, versprechen, in kurzer Zeit massenhaft Gewicht zu verlieren. Besonders Frauenzeitschriften sind auf diesem Gebiet unglaublich erfinderisch. Hier ein paar Beispiele besonders skurriler Abnehmeempfehlungen, ohne diese allerdings im Einzelnen zu bewerten. Das mag der kundige Leser getrost selbst tun.

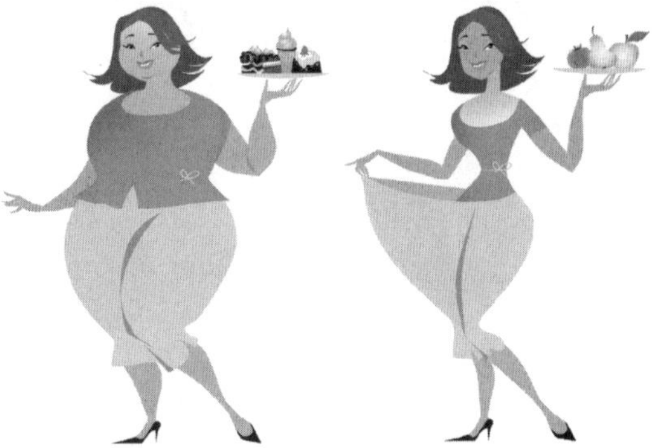

- **»Jesus-Diät«**
  Sie ahmt die Lebensweise und Ernährung von Jesus Christus nach, von dem man annimmt, dass er zu seiner Zeit überaus bescheiden gelebt hat, ganz sicher weder Fertigprodukte noch Fast Food aß und auch keine Limonade trank. Deshalb soll sich der Abnehmwillige bei aufkommendem Hunger- und Durstgefühl stets fragen: »Was würde Jesus an meiner Stelle jetzt essen oder trinken?«
- **»Gabel-Diät«**
  Dabei darf der Abnehminteressierte nur drei Mal am Tag essen und die Abendmahlzeit nur mit einer Gabel, also ohne Messer, einnehmen. Auch das Benutzen der Hände ist verboten. Besonders wirksam ist die Diät angeblich, wenn man auch zur Essenszubereitung kein Messer verwendet.
- **»Schlanksohle«**
  Dabei muss man in seine Schuhe eine spezielle Sohle aus Leder mit aufgesetzten Gumminoppen einlegen, mit denen bei jedem Schritt spezielle Akupressur-Punkte

stimuliert werden. Die sind angeblich jeweils mit inneren Organen wie Dickdarm, Dünndarm, Nieren, Leber, Magen, Galle, Blase, Harnleiter verbunden und geben dem Organismus ständig den Befehl, Fett abzubauen sowie Verdauung und Entwässerung anzuregen und so das allgemeine Wohlbefinden zu steigern.

- **»Diät-Lippenstift«**
  Diese Idee kann eigentlich nur aus Amerika kommen. Dabei soll der Übergewichtige einen Lipgloss namens »FUZE Slenderize Guilt Free Lip Gloss« verwenden, den es in drei Geschmacksvarianten gibt und der Chrom sowie L-Carnitin enthält. Diese beiden Wirkstoffe sollen den Appetit reduzieren und ausreichend Energie liefern, um kein Hungergefühl aufkommen zu lassen.
- **»Bandwurm-Diät«**
  Man mag es kaum glauben, aber bei dieser Methode muss der Abnehmwillige absichtlich einen Bandwurm schlucken. Da der im Darm schmarotzt, führt er fast zwangsläufig zu Gewichtsverlust, die »Diät« ist also durchaus wirksam. Allerdings nimmt derjenige, der sie anwendet, erhebliche gesundheitliche Risiken wie schwere Leberschäden, rheumatische Beschwerden bis hin zu epileptischen Anfällen, Erblindung und Schlaganfall in Kauf.
- **»Aroma-Diät«**
  Sie basiert auf der Idee, dass bestimmte Düfte und Aromen im menschlichen Körper Reaktionen hervorrufen können. So sollen die bei dieser Diät verwendeten, stark riechenden Essenzen Hungergefühle und Esssucht mindern. Das geschieht angeblich dadurch, dass die Duftstoffe das Gehirn stimulieren, Endorphine (sogenannte »Glückshormone«) auszuschütten, die ihrerseits wiederum den Appetit hemmen.

- **»Atme-dich-schlank-Methode«**
  Über diese Methode, die auf dem Zusammenhang von Atmung und Stoffwechsel beruht, hat die amerikanische Autorin Pam Grout sogar ein komplettes Buch geschrieben: »Atme dich schlank!«. Darin empfiehlt sie zehn mehr oder weniger komplizierte Atemübungen, die Stoffwechsel und Energieverbrauch ankurbeln und für ein vitales Wohlbefinden sorgen sollen.
- **»Ecstasy-Diät«**
  Ecstasy, auch XTC genannt, ist ein synthetisches Amphetamin und gehört damit zu den suchterzeugenden Substanzen, die fast überall auf der Welt verboten sind. Dennoch benutzen junge Mädchen diese und andere gefährliche Drogen, um Gewicht zu verlieren, denn Ecstasy macht nicht nur euphorisch, sondern hemmt auch Appetit und Hunger und beschleunigt den Stoffwechsel.
- **»Diät-Pflaster«**
  Es wird wie ein Nikotin-Pflaster zur Rauchentwöhnung einfach auf die Haut geklebt und gibt angeblich darin enthaltene Substanzen wie Fruchtextrakte, Koffein, Menthol oder Seetang-Inhaltsstoffe an den Körper ab. Und die sollen nicht nur den Kreislauf zu mehr Kalorienverbrauch anregen, sondern auch gleich noch den Hunger eindämmen.
- **»Bier-Diät«**
  Hierbei handelt es sich eigentlich eher um einen Scherz als um eine ernst gemeinte Diät. Denn dabei muss der Interessierte Unmengen von Bier trinken, so viel, dass für das Essen schlicht keine Zeit mehr bleibt.

(Quelle: Kuriose Abnehmmittel, in: www.abnehmen.net)

Tochtermütter leben länger

In etlichen Ländern der Erde sind Frauen, die ein Baby zur Welt bringen, traurig, wenn es ein Mädchen ist. Mädchen gelten als minderwertig, und es soll in bestimmten Gegenden sogar vorkommen, dass sie gleich nach der Geburt getötet werden. Dabei müssten Schwangere, in deren Bauch ein weibliches Baby heranwächst, eigentlich froh sein. Denn laut einer Studie des finnischen Evolutionsforschers Samuli Helle steigert das ihre eigene Lebenserwartung. Demnach verkürzt jeder Sohn, den sie gebären, ihr Dasein um 34 Wochen, während jede Tochter ihr zusätzliche 23 Wochen schenkt. Zwei Töchter anstelle zweier Söhne bedeutet für die Mutter somit ein um 104 Wochen und damit zwei Jahre längeres Leben.

(Quelle: www.netzeitung.de, 10.5.2002)

Tragik der Bauchspeicheldrüse

Sie speichelt im Bauch und niemals im Mund.
Das ist ganz normal so, ja, das ist gesund.
Und doch ist sie mit ihrem Los nicht zufrieden,
denn zweierlei nervt sie, das stört sie entschieden:
Man kann ihren Speichel – das geht noch –
nicht schlucken;
viel schlimmer: Man kann damit keinen bespucken.

(Jürgen Brater)

Wovor man alles Angst haben kann

Dass viele Menschen unter mehr oder minder offen zugegebenen Ängsten leiden, hat sich herumgesprochen. Bekannt sind zum Beispiel die Angst vor dem Eingeschlossensein in engen Räumen (»Klaustrophobie«), die massive Beklemmung beim Überqueren weiter Plätze (»Agoraphobie«) und vielleicht auch die oft geradezu panische Furcht vor Spinnen (»Arachnophobie«). Doch daneben gibt es noch viele weitere Phobien, die alle eine eigene medizinische Bezeichnung haben. Eine von den neuesten ist die vor allem bei den Briten verbreitete »Nomophobie«, die Angst, kein Handy dabeizuhaben. Hier eine Auswahl weiterer Ängste, die keinen Anspruch auf Vollständigkeit erhebt:

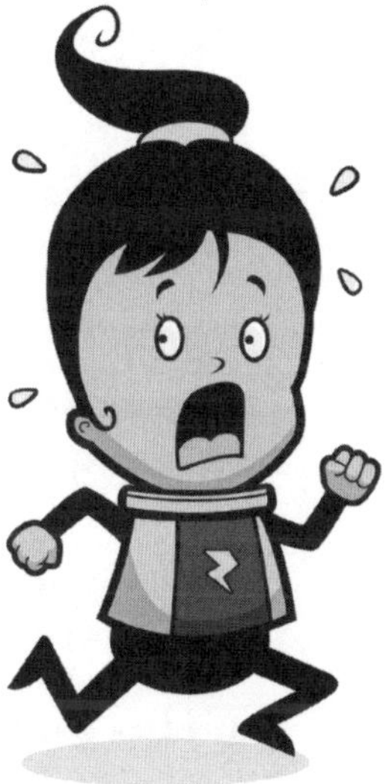

Aelurophobie:	Angst vor Katzen
Aichmophobie:	Angst vor spitzen Gegenständen

Akrophobie:	Angst vor größerer Höhe
Anthrophobie:	Angst vor menschlicher Gesellschaft
Aphesphosmophobie:	Angst, berührt zu werden
Arachibutyrophobie:	Angst davor, dass Erdnussbutter im Hals stecken bleiben könnte
Aviophobie:	Angst vor dem Fliegen
Bambakomallophobie:	Angst vor Watte
Catagelophobie:	Angst, verspottet zu werden
Coitophobie:	Angst vor dem Geschlechtsverkehr
Coulrophobie:	Angst vor Clowns
Dentophobie:	Angst vor dem Zahnarzt
Dysmorphophobie:	Angst vor körperlicher Entstellung
Emetophobie:	Angst vor dem Erbrechen
Enochlophobie:	Angst vor Menschenansammlungen
Erythrophobie:	Angst vor dem Erröten
Gelotophobie:	Angst, ausgelacht zu werden
Gephyrophobie:	Angst vor dem Überqueren von Brücken
Gerontophobie:	Angst vor dem Alter
Gravidophobie:	Angst vor einer Schwangerschaft
Gynäkophobie:	Angst vor Frauen
Hämatophobie:	Angst vor Blut
Halitophobie:	Angst vor Mundgeruch
Harpaxophobie:	Angst vor Dieben
Hellenologophobie:	Angst vor griechischen Fachausdrücken
Herpetophobie:	Angst vor Kriechtieren, ganz besonders vor Schlangen
Hoplophobie:	Angst vor Feuerwaffen

Hydrophobie:	Angst vor dem Wasser, speziell vor dem Wassertrinken
Ichthyophobie:	Angst vor Fischen
Kanzerophobie:	Angst vor Krebs
Kynophobie:	Angst vor Hunden
Logophobie:	Angst zu sprechen
Medecophobie:	Angst, eine Erektion könnte an der Ausbeulung der Hose erkennbar sein
Medomalacophobie:	Angst, die Manneskraft zu verlieren
Merinthophobie:	Angst, gefesselt zu werden
Mysophobie:	Angst vor Schmutz oder Ansteckung
Neophobie:	Angst vor Neuerungen
Nyktophobie:	Angst vor der Dunkelheit
Ochlophobie:	Angst vor Menschenmengen
Ophthalmophobie:	Angst, angestarrt zu werden
Philematophobie:	Angst vor dem Küssen
Phobophobie:	Angst, Angst zu bekommen
Photophobie:	Angst vor Licht
Podophobie:	Angst vor Füßen
Pogonophobie:	Angst vor Bärten
Radiophobie:	Angst vor Strahlung
Ranidaphobie:	Angst vor Fröschen
Rhytidophobie:	Angst, Falten zu bekommen
Scorodophobie:	Angst vor Knoblauch
Selachophobie:	Angst vor Haifischen
Sitiophobie:	Angst vor Nahrung
Taphephobie:	Angst, lebendig begraben zu werden
Tapinophobie:	Angst, eine ansteckende Krankheit zu haben

Triskaidekaphobie:	Angst vor der 13
Trypanophobie:	Angst vor Spritzen
Vaccinophobie:	Angst vor Impfungen
Zoophobie:	Angst vor Tieren

Arztwitz 6

Kommt ein Mann zum Arzt: »Ich habe einen Tennisarm. Können Sie mir helfen?«

Arzt: »Ich denke schon. Bringen Sie bitte mal ein bisschen Urin vorbei.«

Mann: »Ich fürchte, Sie haben mich missverstanden. Ich habe einen Tennisarm.«

Arzt: »Ja, ja. Das sagten Sie schon. Bringen Sie bitte mal ein bisschen Urin vorbei.«

Der Mann verlässt kopfschüttelnd die Praxis. Wozu braucht der Arzt bei einem Tennisarm Urin? Zu Hause lässt er seine Frau, die Oma und den Hund in einen Topf pinkeln, mischt seinen eigenen Urin darunter und liefert alles am nächsten Tag bei dem Arzt ab. Dort sagt man ihm, er solle in einer Woche wegen des Befundes wiederkommen.

Eine Woche später sitzt er wieder dem Arzt gegenüber. Der legt die Stirn in Falten und erklärt: »Also, das war wirklich alles andere als einfach. Aber hier haben wir das Ergebnis.« Er nimmt einen Zettel zur Hand und liest vor: »Ihre Mutter hat eine Nierenbeckenentzündung, Ihre Frau geht fremd, der Hund hat die Staupe, und wenn Sie nicht schnellstens mit dem Onanieren aufhören, werden Sie Ihren Tennisarm nie los.«

Ruhe, verdammt noch mal!

Stellen Sie sich vor, Sie sitzen im Lesesaal einer Bücherei und kauen beim Durchblättern eines Buches einen Kaugummi oder pfeifen ganz leise eine Melodie vor sich hin. Plötzlich springt der Mann am Nebentisch auf, schreit Sie an, Sie sollten gefälligst nicht so einen Krach machen und stürmt mit hochrotem Kopf aus dem Raum. Sie würden denken, der hat sie wohl nicht alle, oder?

Aber vielleicht tun Sie dem Mann damit bitter Unrecht, vielleicht leidet er ja an Misophonie – einer Krankheit, bei der den Betroffenen schon leiseste Geräusche verrückt machen. Das können eben schon das kaum hörbare Schmatzen beim Kaugummikauen, das dezente Trommeln mit den Fingern auf die Tischplatte, das Brummen des Wäschetrockners in der Nachbarwohnung, ja sogar schon das feine Zischen normalen Atmens sein.

Schätzungsweise 100 000 Menschen leiden weltweit an dieser extremen Form von Geräuschempfindlichkeit, deren Ursachen weitgehend unbekannt sind. Und da es deshalb bislang keine wirksame Behandlung gibt, bleibt ihnen nur übrig, ständig Ohrstöpsel zu tragen oder – noch besser – über einen Kopfhörer sanfte Musik zu hören. Denn die macht den allermeisten Betroffenen erstaunlicherweise nichts aus.

Ganz schön logisch

Eine Mutter zum Kinderarzt: »Ich will mein Kind nicht impfen lassen. Meine Freundin hat ihr Kind impfen lassen und dann fiel es kurz danach aus dem Fenster.«

HÄTTEN SIE GEWUSST ...? 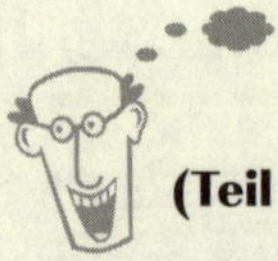 (Teil 6)

… dass sich Gehirnzellen im Gegensatz zu Körperzellen nicht regenerieren können?

… dass der Oberschenkelknochen sage und schreibe 1,65 Tonnen tragen könnte?

… dass rote Blutkörperchen, nachdem sie rund 250 000 Mal durch den Körper gekreist sind, vier Monate nach ihrer Entstehung schon wieder sterben?

… dass ein erwachsener Mensch jährlich rund 500 Kilogramm Nahrung vertilgt?

… dass Frauen in der Regel rascher atmen als Männer?

… dass die feinsten Blutgefäße (Kapillaren) der Lunge aneinandergereiht etwa 1 600 Kilometer lang wären?

… dass wir nur deshalb morgens nicht von Schimmel bedeckt erwachen, weil die Haut Substanzen absondert, die das Eindringen von Pilzen und Bakterien verhindert?

… dass bei zwei Dritteln der Männer der Ringfinger länger ist als der Zeigefinger, während es bei Frauen genau umgekehrt ist?

… dass die Etrusker bereits 700 v. Chr. Goldschmiedearbeiten als Zahnersatz herstellten?

… dass 65 Prozent der Menschen zum Nasebohren den Zeigefinger, 20 Prozent den kleinen Finger und 16 Prozent den Daumen benutzen?

… dass der Busen, genau genommen, die Vertiefung zwischen den beiden Brüsten ist?

… dass seit Anfang der 1970er-Jahre mehr als 30 neue Infektionskrankheiten, darunter auch AIDS, aufgetreten sind?

(Fortsetzung Seite 138)

Nachrichten mit schlafwandlerischer Sicherheit

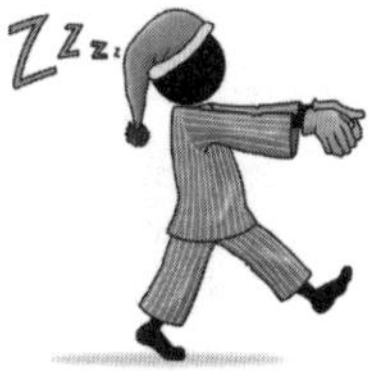

Es ist kein Geheimnis, dass die neuen Medien sich immer mehr ausbreiten und dass es nur noch eine Frage der Zeit ist, bis ohne Computer gar nichts mehr geht. Neu ist jedoch die Erkenntnis, dass die moderne Informationstechnik sogar vor Schlafwandlern nicht mehr haltmacht.

Das wird aus dem Fall einer Frau deutlich, über den die amerikanische Fachzeitschrift *Sleep Medicine* vor Kurzem berichtet hat. Demnach war die junge Dame nachts aus ihrem Bett aufgestanden und zu ihrem Computer gegangen. Den hatte sie korrekt in Betrieb gesetzt und darauf an drei Bekannte E-Mails geschickt, in denen sie zu einer Party einlud und darum bat, Kaviar mitzubringen. Anschließend schaltete sie den Computer wieder aus und ging zu Bett. Am nächsten Morgen konnte sie sich weder an ihren nächtlichen Ausflug noch an die von ihr verschickte elektronische Post erinnern.

Klappen

Ein Typ, der ständig brüllt und schreit
und dauernd rumkrakeelt vor Wut,
bei dem ist's eines Tags so weit,
dann sind die Herzklappen kaputt.
Dann muss er schleunigst unter's Messer,
kriegt neue Klappen statt der alten.
Mein Freund, glaub' mir, es wäre besser,
würd'st endlich du die Klappe halten!

(Jürgen Brater)

Fauler abnehmen ist besser

Im Grunde ist Abnehmen ganz einfach: Man muss dem Körper nur weniger geben, als er braucht, dann greift er zwangsläufig auf die Reserven zurück und baut die ab. Das heißt schlichtweg, man muss die Nahrungszufuhr drosseln und den Verbrauch erhöhen. Oder einfacher ausgedrückt: Wer abnehmen will, muss weniger essen und sich mehr bewegen. Doch mit der körperlichen Betätigung sollte man es auch wieder nicht übertreiben, denn so paradox es klingt: Wer zwischen den einzelnen Aktivitätsphasen immer wieder einige Zeit ausruht, wer sich also weniger statt immer mehr abstrampelt, kurbelt seine Fettverbrennung erheblich stärker an und nimmt daher schneller ab.

Das ist das Resultat langwieriger Studien, bei denen japanische Wissenschaftler junge Männer auf einem Fahrradergometer quälten – eine Gruppe musste eine Stunde lang ohne Unterbrechung, die andere mit einer 20-minütigen Pause in der Mitte des Trainings strampeln. Und siehe da: Die Analyse des Bluts, das die Forscher den Probanden zwischendurch immer wieder abnahmen, ergab, dass die Fettverbrennung bei den Versuchspersonen, die sich zwischendurch von der Anstrengung erholen durften, deutlich intensiver war als bei denjenigen, die pausenlos keuchten. Hinzu kam, dass der Körper der Pausenkandidaten zwischen den Trainingseinheiten weit mehr Adrenalin – das nachweislich die Fettverbrennung fördert – ausschüttete als bei den Kollegen, die sich ununterbrochen quälten.

»Die meisten Menschen, die ernsthaft abnehmen wollen, meinen, sie müssten möglichst oft und vor allem intensiv trainieren, um überschüssiges Fett loszuwerden«, erklärt der

Forschungsleiter, »doch unsere Studie beweist eindeutig, dass wiederholte, kürzere Übungseinheiten erheblich mehr bringen.«

Fazit: Sport zu treiben, hilft zweifellos beim Abnehmen, aber wie bei so vielem im Leben ist dabei weniger oft mehr.

(Quelle: Jürgen Brater: Lexikon der verblüffenden Erkenntnisse, Fischer-Taschenbuch-Verlag, 2010)

Schwieriger Eingriff – fröhlicher Hund

Der berühmte Chirurg Ferdinand Sauerbruch (1875 – 1951) war bei seinen Medizinstudenten als Prüfer sehr gefürchtet, weil man nie vorhersehen konnte, wie das Examen bei ihm ablaufen würde. Manchmal stellte er überaus schwierige Fragen, ein andermal wieder so kinderleichte, dass die Kandidaten sich regelrecht veräppelt vorkamen und sich nicht zu antworten trauten, weil sie eine gemeine Falle witterten. Bei einer solchen Prüfung, bei der Sauerbruch seinen Hund dabei hatte, begrüßte er die eintretenden vier Studenten mit der Frage: »Guten Morgen, meine Herren, was ist das hier?«

»Ein Hund, Herr Geheimrat«, antwortete der erste Student verwirrt. Sauerbruch schüttelte den Kopf und wandte sich an die anderen drei. Doch die hatten keine Ahnung, worauf der Professor hinauswollte, und schwiegen vorsichtshalber.

Darauf Sauerbruch: »Ja, sehen Sie es denn nicht? Der Hund wedelt mit dem Schwanz.« Kurze Pause. »Und warum wohl wedelt er mit dem Schwanz?«

Wieder antwortete niemand.

Sauerbruch lächelte. »Nun, der Hund freut sich. Er will Ihnen auf seine Weise zum bestandenen Examen gratulieren. Und damit guten Morgen, meine Herren.«

(Quelle: Hans Killian: Die heitere Diagnose, Kindler-Verlag, 1982)

Arztwitz 7

Mitten in der Nacht klopft es an der Tür des Landarztes. Draußen steht ein Mann und fragt: »Was verlangen Sie für einen Hausbesuch auf einem abgelegenen Hof?«

»20 Euro«, antwortet der Arzt.

»Okay«, sagt der Mann. »Dann kommen Sie schnell.«

Der Arzt zieht sich etwas über, fährt sein Auto aus der Garage, lässt den Mann auf der Beifahrerseite einsteigen und bittet ihn, ihn zu dem entlegenen Ziel zu lotsen. Als sie dort ankommen, fragt der Arzt: »So, wo ist denn jetzt der Patient?«

»Es gibt keinen«, antwortet der fremde Mann. »Aber ich hätte nie und nimmer ein Taxi gefunden, das mich um diese Zeit für den Preis nach Hause gefahren hätte.«

Fachärzte

Der Internist weiß alles, kann aber nichts.

Der Chirurg kann alles, weiß aber nichts.

Der Pathologe kann alles, weiß alles, aber es nützt keinem mehr.

Der Psychiater kann nichts und weiß nichts, hat aber für alles Verständnis.

(Quelle: http://assistenzarzt.wordpress.com/chirurgenwitze)

Gebärmaschinen

Den Weltrekord im Kinder-zur-Welt-Bringen hält eine russische Bäuerin, die nach Berichten des Klosters Miskolskaja im 18. Jahrhundert nicht weniger als 69 Söhne und

Töchter geboren hat. Insgesamt war sie 27 Mal schwanger, bekam 16 Mal Zwillinge, sieben Mal Drillinge und sogar vier Mal Vierlinge! Damit übertraf sie eine im 20. Jahrhundert lebende Chilenin um Längen, die im Alter von 55 Jahren ihr letztes von 55 Kindern gebar.

Den dritten Platz in der ewigen Bestenliste belegt die Deutsche Barbara Stratzmann. Von 1448 bis 1503 lebte sie in Bönnigheim im heutigen Kreis Ludwigsburg und bekam dort historischen Dokumenten zufolge 18 Mal ein einzelnes Kind, fünf Mal Zwillinge, vier Mal Drillinge und sogar je einmal Sechs- und Siebenlinge. Insgesamt ergibt das die stolze Zahl von 53 Kindern. Doch mit keinem einzigen davon wurde die Frau glücklich, denn 19 Babys kamen bereits tot zur Welt, die anderen starben bald nach der Geburt, und das älteste Kind wurde als Folge ständiger Krankheiten nur ganze acht Jahre alt. Heute gehen Gynäkologen davon aus, dass die Frau möglicherweise nicht nur eine Gebärmutter, sondern gleich zwei oder drei besaß.

(Quelle: Jürgen Brater: Lexikon der verblüffenden Erkenntnisse, Fischer-Taschenbuch-Verlag, 2010)

Arztwitz 8

Ein Chirurg, ein Radiologe, ein langsamer und ein schneller Internist kommen an einem auf dem Boden liegenden 500-Euro-Schein vorbei. Wer bekommt ihn?

Der Chirurg natürlich! Einen schnellen Internisten gibt es nicht, der langsame überlegt ewig, wie er den Schein am besten aufhebt, und der Radiologe denkt gar nicht daran, sich wegen so eines lächerlichen Betrages zu bücken.

Unser Körper aus der Sicht von Kindern

Deutschlehrer sind nicht zu beneiden, denn Aufsätze zu korrigieren, sich dabei intensiv mit den Gedanken des Schülers auseinanderzusetzen und daneben auch noch Stil und Orthografie im Auge zu behalten, ist alles andere als einfach. Doch die Sache hat auch ihr Vergnügliches, schließlich können Deutschlehrer sich immer mal wieder an witzigen Formulierungen und manchmal geradezu skurrilen Assoziationen erheitern. Denn kuriose Stilblüten finden sich gerade in Schulaufsätzen in großer Zahl.

Hier sind einige, die den menschlichen Körper, seine vielfältigen Leistungen sowie Gesund- und Krankheit zum Thema haben:

- »Mein Onkel ist Arzt. Jetzt lernt er noch Tierarzt dazu. Dann darf er Kühe, Schweine und Bauern behandeln.«
- »Wenn man in die Sonne schaut, tun einem die Augen weh. Deshalb darf man nicht so nah rangehen.«
- »Bei guter Pflege kann das Herz der meisten Menschen ohne Weiteres ein Leben lang durchhalten.«
- »Meine Großmutter, welche auf dem einen Ohr schon lange blind war, starb nach einem kurzweiligen Krankenlager.«
- »Siegfried hatte an seinem Körper eine besondere Stelle, die er aber nur der Kriemhild zeigte.«
- »Im Gegensatz zum Rindvieh sind die Menschen keine Wiederkäuer. Wenn sie die Nahrung einmal geschluckt haben, bleibt sie endgültig im Magen. Höchstens, wenn es einem schlecht ist, kommt sie noch einmal hoch. Aber dann lässt der Mensch sie auch draußen.«
- »Als Humboldt den Chimborasso bestieg, war die Luft so dünn, dass er nicht mehr ohne Brille lesen konnte.«

- »Die Chirurgen und Operationsschwestern setzen sich Masken vor Mund und Nase, damit sie nicht auch vom Narkosegas betäubt werden.«
- »Dass man einen Magen oder ein Herz hat, spürt man erst, wenn sie wehtun. Gesund ist man nur, wenn man gar nichts von sich spürt.«
- »Erfrieren ist ein leichtes Sterben. Die Leute setzen sich hin und schlafen ein, und wenn sie aufwachen, sind sie schon tot.«
- »Dann folgte das Zeitalter der Aufklärung. Da lernten die Leute endlich, dass man sich nicht durch die Biene oder den Storch fortpflanzt, sondern wie man die Kinder selber macht.«
- »Vor der Aufklärungswelle war der Geschlechtsakt eine Schweinerei, über die man nicht sprach. Heute ist er erlaubt und macht Spaß.«
- »Die Haut umgibt den Körper und schützt ihn. Sie hält Schmutz und Wind vom Fleisch und von den Innereien ab. Deshalb muss man sie auch immer ordentlich schrubben, damit der Schmutz nicht nach innen dringt.«
- »Meine Schwester ist sehr krank. Sie nimmt jeden Tag eine Pille. Aber sie tut das heimlich, damit sich meine Eltern keine Sorgen machen.«
- »Wenn man sich den Puls fühlt und kein Klopfen spürt, ist man tot.«
- »Die Periode der Königin Elisabeth dauerte 30 Jahre.«
- »Die Wirbelsäule ist ein aus vielen Knochen zusammengesetzter Knochenschlauch, der den ganzen Rücken herunterläuft. Auf dem oberen Ende sitzt der Kopf, auf dem unteren wir selber.«
- »Meine Tante erlitt eine schwere Verletzung am Oberschenkel. An dieser Stelle befand sich kein Verkehrszeichen.«

- »Dickdarm und Dünndarm kann man am besten mit Pat und Patachon vergleichen. Der eine ist kurz und dick, der andere lang und dünn.«
- »Gegenüber vom Park war ein Haus, wo Mütter ihre Kinder gebären. Eine Gebärmutter schaute aus dem Fenster und winkte uns freudig zu.«
- »Das Herz ist ein kräftig gebauter Schließmuskel.«
- »Kneipp hat die Kaltwasserbehandlung besonders warm empfohlen.«
- »Der Mensch hat an seinem Körper mehrere Öffnungen, aber nur mit einer kann er reden.«
- »In betrunkenem Zustand wird das Gleichgewichtsorgan durch Alkoholgenuss träger.«
- »Die Antibabypille spiegelt dem Kopf eine Schwangerschaft vor. Und der glaubt daran. Dann kann auch nichts passieren.«

(Quellen: Bernd Ellermann: Jeder siebte Gesunde war krank, DTV-Verlag, 1995; Helga Schmidt: Stilblüten aus Politik, Sport, Schule und Medien, Edition XXL, 2007)

Ruhepuls trainierter Sportler

Unter dem Ruhepuls versteht man die Schläge, die das Herz bei völliger körperlicher Ruhe in einer Minute macht. Bei ungeübten Menschen liegt der Wert normalerweise irgendwo zwischen 70 und 80, bei trainierten Athleten dagegen, je nach ausgeübter Sportart, deutlich tiefer:

Fechter	68
Gewichtheber	65
Volleyballspieler	60
Kurzstreckenläufer	58

Footballspieler	55
Ruderer	50
Schwimmer / Langstreckenläufer	43
Marathonläufer / Straßenradsportler	35

(Quelle: K. und S. Kunsch: Der Mensch in Zahlen, Spektrum-Verlag, 2000)

»Jetzt halt aber mal die Luft an!«

So sagt man, wenn einem jemand mit seinem ununterbrochenen Gequatsche auf die Nerven geht, zumal wenn das, was er sagt, auch noch totaler Unsinn ist. Dabei stellt sich natürlich sofort die Frage, wie lang das überhaupt möglich ist, wie viele Sekunden man eigentlich aushalten kann, ohne zu atmen. Eine Minute, zwei, oder gar drei? Nun, den Weltrekord im Luftanhalten unter Wasser (da kann man wirklich nicht schummeln) hält der Schweizer Peter Colat mit unglaublichen 21 Minuten und 33 Sekunden!

(Quelle: Guinness World Records, 2013)

Monsterbrüste

Fakt ist, dass sich nicht wenige Frauen eine größere Brust wünschen, gilt die doch als geradezu klassisches Attribut der Weiblichkeit. Doch Fakt ist ebenso, dass viele ihrer Geschlechtsgenossinnen gern eine deutlich kleinere Oberweite hätten, weil ihnen ihr mächtiger Busen massive Probleme bereitet. Dabei können sie mit Sicherheit noch lange nicht mit der Peruanerin Julia María Manihuari mithalten, deren Brüste wuchsen und wuchsen, bis sie im Alter von 30 Jahren ein Gewicht von sage und schreibe zwölf Kilogramm auf die Waage brachten.

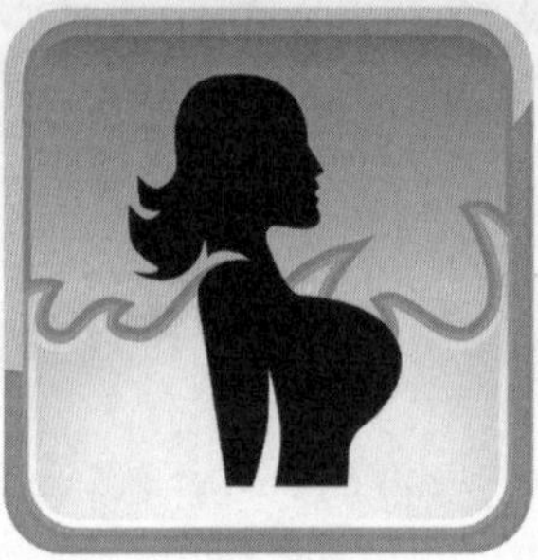

Mediziner nennen dieses zum Glück seltene Phänomen »Gigantomastie« und wissen, dass es durch massive hormonelle Schwankungen in der Pubertät oder während einer Schwangerschaft ausgelöst wird.

So war es auch bei der Peruanerin: Nach der Geburt ihres dritten Kindes wurde ihr bis dahin durchschnittlicher Busen von Tag zu Tag größer und schwerer, bis die linke Brust schließlich fünf und die rechte sogar sieben Kilogramm wog. Die junge Frau konnte nur noch mit größter Mühe aufrecht gehen, aber auch das Liegen war für sie überaus problematisch, weil der Megabusen dabei derart auf ihren Brustkorb drückte, dass sie kaum noch Luft bekam.

Zum Glück wurde ihr Leid irgendwann publik, woraufhin freundliche Menschen der im wahrsten Sinne des Wortes armen Frau so viel Geld spendeten, dass sie sich mittels einer Operation von ihrer Last befreien lassen konnte. Heute trägt sie einen ganz normalen, durchschnittlich großen BH und kann wieder so leben wie viele andere Frauen auch.

(Quelle: http://www.20min.ch/wissen/gesundheit/story/13802510)

Lieber arm dran …

Wie sehr unser Körper, wenn es uns auch in der Regel nicht bewusst wird, unser Denken und Fühlen bestimmt, zeigt sich unter anderem an den vielen Redewendungen, in denen Körperteile eine wichtige Rolle spielen. Hier sind vom Kopf bis zu den Füßen jeweils fünf:

Haare

- an etwas kein gutes Haar lassen
- an den Haaren herbeigezogen
- jemandem sträuben sich die Haare
- etwas um ein Haar tun
- sich aufs Haar gleichen

Kopf

- jemandem den Kopf verdrehen
- jemanden vor den Kopf stoßen
- nicht wissen, wo einem der Kopf steht
- nicht auf den Kopf gefallen sein
- sich an den Kopf fassen

Augen

- aus den Augen, aus dem Sinn
- ein Auge zudrücken
- etwas aus den Augen verlieren
- jemandem etwas aufs Auge drücken
- mit jemandem auf gleicher Augenhöhe sein

Ohren

- es faustdick hinter den Ohren haben
- sich etwas hinter die Ohren schreiben
- feucht hinter den Ohren sein

- ganz Ohr sein
- viel um die Ohren haben

Nase
- immer der Nase nach
- auf die Nase fallen
- jemandem eine Nasenlänge voraus sein
- jemanden an der Nase herumführen
- jemandem die Würmer aus der Nase ziehen

Mund
- kein Blatt vor den Mund nehmen
- jemandem etwas in den Mund legen
- aus berufenem Munde
- jemandem nach dem Mund reden
- von der Hand in den Mund

Lippen
- an jemandes Lippen hängen
- leicht über die Lippen gehen
- sich auf die Lippen beißen
- ein Lippenbekenntnis ablegen
- eine freche Lippe riskieren

Zunge
- seine Zunge im Zaum halten
- etwas liegt jemandem auf der Zunge
- sich etwas auf der Zunge zergehen lassen
- mit Engelszungen reden
- sein Herz auf der Zunge tragen

Zähne
- sich die Zähne ausbeißen

- die Zähne zusammenbeißen
- Zähne zeigen
- einen Zahn zulegen
- jemandem auf den Zahn fühlen

Hals
- sich jemandem an den Hals werfen
- den Hals nicht voll genug bekommen
- etwas in den falschen Hals bekommen
- etwas hängt jemandem zum Hals raus
- etwas steht jemandem bis zum Hals

Brust
- sich in die Brust werfen
- zwei Herzen schlagen in seiner / ihrer Brust
- von hinten durch die Brust ins Auge
- sich jemanden zur Brust nehmen
- schwach auf der Brust sein

Herz
- das Herz auf dem rechten Fleck haben
- alles, was das Herz begehrt
- jemandem sein Herz ausschütten
- jemandem das Herz stehlen
- sich ein Herz fassen

Blut
- jemanden bis aufs Blut reizen
- ruhig Blut bewahren
- jemandem stockt das Blut in den Adern
- etwas geht in Fleisch und Blut über
- böses Blut machen

Rücken

- jemandem in den Rücken fallen
- mit dem Rücken zur Wand stehen
- jemandem den Rücken freihalten
- etwas auf dem Rücken anderer austragen
- es läuft einem kalt den Rücken hinunter

Hintern

- sich in den Hintern beißen
- jemandem Feuer unter dem Hintern machen
- sich auf den Hintern setzen
- Hummeln im Hintern haben
- jemandem in den Hintern treten

Bauch

- Wut im Bauch haben
- auf den Bauch fallen
- jemandem ein Loch in den Bauch fragen
- aus dem Bauch heraus handeln
- Schmetterlinge im Bauch haben

Arme

- jemandem unter die Arme greifen
- lieber arm dran als Arm ab
- jemanden auf den Arm nehmen
- jemandem in die Arme laufen
- der lange Arm des Gesetzes

Hände

- eine Hand wäscht die andere
- ein Händchen für etwas haben
- jemandem freie Hand lassen
- seine Hände in Unschuld waschen

- um jemandes Hand anhalten

Finger

- Finger weg!
- jemanden um den Finger wickeln
- jemandem auf die Finger klopfen
- etwas an den Fingern abzählen
- sich die Finger verbrennen

Faust

- die Faust im Nacken spüren
- mit eiserner Faust
- etwas auf eigene Faust tun
- mit der Faust auf den Tisch hauen
- es faustdick hinter den Ohren haben

Beine

- jemandem ans Bein pinkeln
- kein Bein auf den Boden bekommen
- mit beiden Beinen auf dem Boden stehen
- sich kein Bein ausreißen
- etwas auf die Beine stellen

Knie

- etwas übers Knie brechen
- jemanden übers Knie legen
- jemanden in die Knie zwingen
- weiche Knie bekommen
- einen Kniefall machen

Füße

- Fuß fassen
- kalte Füße bekommen

- jemandem auf die Füße treten
- jemanden auf dem falschen Fuß erwischen
- auf großem Fuß leben

Haut

- auf der faulen Haut liegen
- nicht aus seiner Haut können
- seine Haut teuer verkaufen
- etwas ist zum aus der Haut fahren
- etwas geht einem unter die Haut

Gemischtes

- Hand aufs Herz
- Hals über Kopf
- Hand und Fuß haben
- Haare auf den Zähnen haben
- das passt wie die Faust aufs Auge

Hellhörig mitten im Gespräch

Wir kennen das alle: Wir stehen bei einer Party, vielleicht mit einem Glas Sekt in der Hand, in einer der vielen Gesprächsrunden, in denen sich Gäste rege und laut miteinander unterhalten. Vielleicht beteiligen wir uns sogar an dem Gespräch. Jedenfalls nehmen wir das, was in den anderen Gruppen gesprochen wird, nicht wahr. Doch kaum fällt in einer davon unser Name, werden wir sofort hellhörig. Unser Kopf fährt unwillkürlich herum, und wir versuchen, denjenigen, der über uns gesprochen hat, ausfindig zu machen.

Was wir da gerade erlebt haben, diese eigenartig selektive Aufmerksamkeit, wird von Psychologen als »Cocktailparty-Phänomen« bezeichnet. Das beruht darauf, dass uns von all

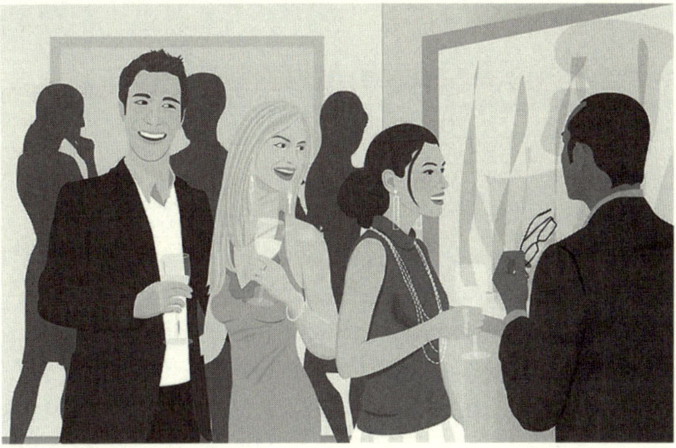

dem, was wir permanent hören, sehen, riechen, schmecken und fühlen, allenfalls zwei Prozent bewusst werden. Denn unser Gehirn filtert aus der gewaltigen Menge an Informationen, die die Sinnesorgane ihm pausenlos liefern, nur die heraus, die unseren Erwartungen widersprechen, die neu oder sehr kompliziert sind oder im Zusammenhang mit Bekanntem stehen. Den Rest verarbeitet es, ohne dass wir davon das Geringste mitbekommen. So kann eine Mutter in einer Wohnung unmittelbar neben den Gleisen der U-Bahn, über die Tag und Nacht ein Zug nach dem anderen rattert, sobald sie sich einmal an den Krach gewöhnt hat, ohne Weiteres wunderbar schlafen. Sie wird jedoch schlagartig wach, wenn im Nebenzimmer ihr Baby weint. Obwohl das Geräusch des Kindes viel leiser ist als der pausenlose Lärm vor ihrem Fenster.

Denn sogar während wir schlafen, überprüft unser Gehirn sämtliche aus der Umgebung eingehenden Informationen daraufhin, ob sie für uns momentan wichtig sind oder nicht. Ist darunter etwas Überraschendes oder Bedrohliches wie das Weinen des Babys oder ein ungewöhnliches Geräusch an der Haustür, so befördert es das Gehörte so rasch in unser Bewusstsein, dass wir schlagartig wach werden.

Hätten Sie gewusst ...? 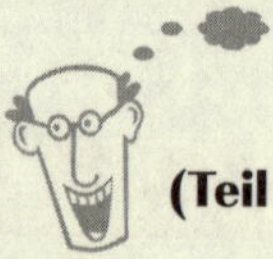 (Teil 7)

... dass das Herz eines Neugeborenen etwa 140 Mal pro Minute schlägt?

... dass ein Erwachsener pro Tag mindestens 10 000 Liter Luft ein- und wieder ausatmet?

... dass die kleinsten menschlichen Zellen die männlichen Spermien und die größten die weiblichen Eizellen sind?

... dass die tägliche Arbeit unserer Muskeln der eines Kranes entspricht, der einen 6-Tonnen-Lkw 50 Meter hochhebt?

... dass die Knochen – auch bei sehr beleibten Menschen – nur zehn Prozent des Körpergewichts ausmachen?

... dass alle roten Blutkörperchen eines Mannes, nebeneinander gelegt, eine Fläche von ca. 3 000 Quadratmeter bedecken würden?

... dass alle roten Blutkörperchen eines Mannes aufeinander gestapelt, einen 60 000 Kilometer hohen Turm ergeben würden?

... dass alle roten Blutkörperchen eines Mannes, hintereinander aufgereiht, eine Strecke von 192 000 Kilometer ergeben würden?

... dass das erste moderne Blutdruckgerät im Jahr 1853 von Karl von Vierordt entwickelt wurde?

... dass es einen erstmals 2002 in Japan verwendeten Furzdetektor gibt, mit dem man bei nicht ansprechbaren Patienten nach einer Operation die Darmtätigkeit überwachen kann?

... dass die Nabelschnur eines Babys immer in Form einer Linksschraube verdrillt ist?

... dass unser Herz jeden Tag rund 8 000 Liter Blut und damit eine Flüssigkeitsmenge pumpt, die ausreichen würde, einen durchschnittlichen Öltanker zwei Mal komplett anzustreichen?

(Fortsetzung Seite 148)

Die gehörnte Frau

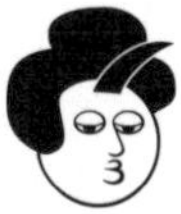

Als die chinesische Greisin Zhang Ruifang eine kleine Hautveränderung auf der Stirn bemerkte, dachte sie sich nichts dabei. Schließlich war sie zu dem Zeitpunkt schon 101 Jahre alt, da regt einen so etwas normalerweise nicht mehr auf. Doch dann bildete sich in der leichten Schwellung irgendetwas Hartes. Und das wucherte von da an immer weiter, bis es sich nach ein paar Monaten zu einem sechs Zentimeter langen dunklen Horn, ähnlich dem eines Ziegenbocks, ausgewachsen hatte.

Worum es sich handelt, ist auch Experten unklar. Vermutlich ist das harte Ding ein sogenanntes »Hauthorn«, bei dem sich Keratin, der Hauptbestandteil von Haaren, Fuß- und Fingernägeln, so stark verdichtet, dass ein kompaktes Gebilde entsteht. Allerdings sind derartige Wucherungen normalerweise nur ein paar Millimeter lang und ragen nur wenig über die Umgebung hinaus. Fakt ist, dass die alte Frau unter dem hässlichen Horn stark leidet, denn dass die Leute in ihrem Dorf sie hinter vorgehaltener Hand Ziege oder Einhorn nennen, ist ihr natürlich nicht verborgen geblieben. Immerhin kann sie sich damit trösten, dass ihr seltsamer Kopfschmuck nicht schmerzt.

Arztwitz 9

Der Arzt fragt seinen Patienten: »Na, wo fehlt's denn?«

Der Mann tippt sich an den Kopf, dann an die Brust, dann an den Bauch und schließlich an beide Beine. »Herr Doktor, es ist schrecklich! Es tut überall weh!«

Der Arzt checkt ihn von oben bis unten durch und verkündet dann lächelnd seinen Befund: »Guter Mann, dass es Ihnen beim Drauftippen überall wehtut, ist kein Wunder. Ihr Zeigefinger ist gebrochen!«

ALLERLEI MANIEN

Unter einer »Manie« versteht man eine seelische Störung mit krankhaft übersteigerter geistiger Aktivität, eine Art Wahn- oder Zwangsvorstellung, die den Betroffenen zu den merkwürdigsten Handlungen zwingt. Eine kleine Auswahl:

Ablutomanie:	Waschzwang (meist auf die Hände beschränkt)
Algomanie:	zwanghaftes Verlangen, sich selbst wehzutun
Arithmomanie:	Sucht, alles zu zählen
Chäromanie:	krankhafte Heiterkeit
Choreomanie:	extreme Tanzwut
Dipsomanie:	periodisch auftretende Trunksucht
Doromanie:	starkes Bedürfnis, ständig etwas zu verschenken
Egomanie:	extreme Selbstbezogenheit
Erotomanie:	Manns- bzw. Weibertollheit
Kleptomanie:	zwanghafte Sucht zu stehlen

Megalomanie:	Größenwahn
Mythomanie:	zwanghaftes Verlangen, ständig zu lügen
Nosomanie:	Wahnvorstellung, stets krank zu sein
Oniomanie:	zwanghafte Kaufsucht
Phonomanie:	ausgeprägtes Verlangen, zu töten
Poriomanie:	extremer Wandertrieb
Pyromanie:	kaum bezwingbares Verlangen, Brände zu legen
Rhinotillexomanie:	intensives Bedürfnis, in der Nase zu bohren
Sitiomanie:	zwanghafte Esssucht
Trichotillomanie:	zwanghafte Sucht, sich Haare auszureißen

Tchaikowskys Schädel

Der polnische Pianist André Tchaikowsky (1935 – 1982) bestimmte in seinem Testament, dass sein Körper nach seinem Tod – ohne Kopf – einer medizinischen Forschungseinrichtung übergeben werden solle. Den Kopf sollte jedoch die *Royal Shakespeare Company* erhalten, um ihn künftig als Requisite in ihren »Hamlet«-Aufführungen zu verwenden. Doch niemand wagte, diese Anweisung in die Tat umzusetzen. Erst 2006 – und damit 24 Jahre nach Tchaikowskys Tod – überwand ein Regisseur seine Skrupel und akzeptierte die kuriose Art der »Organspende«. In der Folge war der Schädel fünf Monate lang Abend für Abend auf der Bühne zu sehen. Was allerdings wohl keinem einzigen Zuschauer aufgefallen ist.

Chirurgen sind Flegel

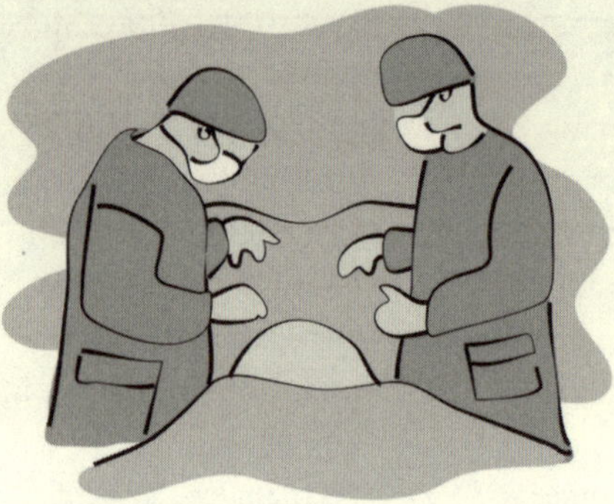

Chirurgen mögen auf ihrem Gebiet wahre Künstler sein, die nicht selten unglaubliche Leistungen vollbringen, doch Feingeister sind die wenigsten von ihnen. Oder besser gesagt: Gutes Benehmen ist bei den Operateuren besonders selten. Zumindest gilt das, wenn sie sich über ihre Patienten äußern, die ja in der Regel in tiefer Narkose liegen und von den Unverschämtheiten nichts mitbekommen. Aber auch zu Assistenzärzten und Operationsschwestern sind die herrischen »Halbgötter in Grün« oft ganz schön ruppig. Nachfolgend ein paar Beispiele:

- Zu einem Patienten: »Hättest du nicht noch winzige drei Tage warten können? Dann hätte ich den ganzen Zeh amputieren können und müsste nicht so eine blöde Fummelei machen.«
- Zu einem Assistenzarzt: »Sind Sie gestern mit der Legung des künstlichen Darmausgangs klar gekommen?« Als der Assistenzarzt bejaht, fährt der Chirurg fort: »Na prima, schon wieder ein Arschloch weniger.«

- Vor einer Fettabsaugung bei einer sehr beleibten Patientin: »So, jetzt schlachten wir das fette Schwein.«
- Zu einem Assistenten, der für die Beleuchtung des Operationsfeldes zu sorgen hatte: »Mensch, hier ist es finster wie in einem Bärenarsch.«
- Zu einem narkotisierten Patienten, dessen Adern stark verkalkt sind: »Mann, haben Sie Drecksgefäße!«
- Über einen Patienten, der für die bevorstehende Operation in eine bestimmte Position gebracht wurde: »Prima, jetzt ist er so verschnürt wie ein Rollbraten.«
- Zur OP-Schwester über einen fettleibigen Patienten: »Streich' den grau an und ruf Greenpeace an. Die bringen ihn zurück ins Meer.«
- Bei einer gynäkologischen Operation: »In der fühlt es sich an wie in einer ausgenommenen Weihnachtsgans.«

(Quelle: http://www.spiegel.de/wissenschaft/mensch/skurrile-arztzitate-wollen-sie-noch-einen-blick-in-ihre-frau-werfen-a-600102-4.html)

Frakturen

Wer schwarze Pisten runterbrettert,
der bricht sich schon einmal ein Bein.
Bei dem, der hoch auf Bäume klettert,
wird's eher mal ein Armbruch sein.
Wer prügelnd regelt jeden Streit,
bricht sich die Nase im Gesicht.
Doch auch wer denkt, ist nicht gefeit,
weil er sich leicht den Kopf zerbricht.

(Jürgen Brater)

Purer Zufall

Im Jahr 1991 wurde beim damaligen amerikanischen Präsidenten George Bush senior die Basedow-Krankheit, ein eher seltenes Autoimmunleiden, festgestellt. Das war gerade mal eineinhalb Jahre, nachdem man dieselbe Krankheit bei seiner Frau diagnostiziert hatte. Da es sich bei dieser jedoch um keine Infektionskrankheit handelt, ist eine Ansteckung nicht möglich. Allenfalls mag eine erbliche Veranlagung eine gewisse Rolle spielen. George Bush und seine Frau sind ja aber nicht blutsverwandt, sodass genetische Faktoren ausschieden. Dass beide innerhalb kurzer Zeit an demselben außergewöhnlichen Leiden erkrankten, war somit purer Zufall, dessen Wahrscheinlichkeit Experten mit etwa eins zu einer Million bezifferten.

Penis, Pimmel, Pillermann

Für kaum ein anderes Körperteil gibt es so viele unterschiedliche Bezeichnungen wie für den männlichen Penis. Wobei der korrekte Ausdruck »Penis« vielen Kindern, die die deutsche Sprache ansonsten bestens beherrschen, gänzlich fremd zu sein scheint. Und das sogar den Jungen. Sie nennen ihr »bestes Stück« lieber:

Apparat, Bolzen, Bummel, Dick, Ding, Dödel, Er, Fidibus, Flöte, Glied, Griffel, Hobel, Johannes, Kamerad, Keule, Kerl, Knüppel, Lillimatz, Lulli, Nille, Piesler, Pillermann, Pimmel, Pimperl, Riemen, Rohr, Rüssel, Rute, Schaft, Schnulli, Schwanz, Schwengel, Stengel, Stehaufmännchen, Stöpsel, Striegel, Willi, Zapfen oder Zipfel.

In der Krankheit

Mein ganzes Zimmer riecht nach Wald,
Das machen die kienenen Tische,
Glaub mir, ich muss genesen bald
In dieser Harzesfrische.

Du bist noch kaum bei uns daheim
An unsres Kindes Bettchen,
Und sieh, schon sitzt ein muntrer Reim
Auf meinem Fensterbrettchen.

Er sitzt allda und schaut mich an
Wie auf dem Feld die Lerchen
Und singt: »Du hast ganz wohlgetan,
Dich still hier einzupferchen.

Steh nur früh auf und schweif umher
Und lache wie der Morgen,
So wird dies grüne Waldesmeer
Schon weiter für dich sorgen.

Und schiedst du doch zu dieser Frist,
So tu es ohne Trauern,
Das Leben, weil so schön es ist,
Kann es nicht ewig dauern.«

(Theodor Fontane)

Vertrackte Abkürzungen

Ein ärztliches Attest oder einen Arztbrief zu verstehen, ist nicht nur wegen der vielen Fachausdrücke ein schwieriges Unterfangen, sondern daneben auch noch wegen der massenhaft verwendeten Abkürzungen. Zumal die ihrerseits ja oft auch wieder für einen kryptischen medizinischen Begriff stehen. Richtig gemein sind dabei aber vor allem Abkürzungen, die auch anderweitig verwendet werden, die einem also mehr oder weniger geläufig sind, in einem ärztlichen Schreiben aber eine ganz andere Bedeutung haben. Tückische Beispiele sind:

- AA bedeutet nicht »kindliche Ausscheidung«, sondern »Absolute Arryhtmie«.
- AB bedeutet nicht »Anrufbeantworter«, sondern »Antibiotika«.
- AZ bedeutet nicht »Aktenzeichen«, sondern »Allgemeinzustand«.
- BW bedeutet nicht »Bundeswehr«, sondern »Brustwirbel«.
- EZ bedeutet nicht »Einzelzimmer«, sondern »Ernährungszustand«.
- FA bedeutet nicht »Finanzamt«, sondern »Familienanamnese«.
- GS bedeutet nicht »Grund- oder Gesamtschule«, sondern »Gipsschiene«.
- KG bedeutet nicht »Kommanditgesellschaft«, sondern »Körpergewicht«.
- LA bedeutet nicht »Los Angeles«, sondern »Lebensalter«.
- LV bedeutet nicht »Leistungsverzeichnis«, sondern »linker Ventrikel«.
- MG bedeutet nicht »Maschinengewehr«, sondern »Molekulargewicht«.

- NL bedeutet nicht »Niederlande«, sondern »Nierenlager«.
- SM bedeutet nicht »Seemeile« oder »Sadomasochismus«, sondern »Schrittmacher«.
- SW bedeutet nicht »Südwest«, sondern »Sakralwirbel«.
- TEE bedeutet nicht »Transeuropa Express«, sondern »transösophageale Echokardiographie«.
- US bedeutet nicht »Vereinigte Staaten«, sondern »Unterschenkel«.
- VHF bedeutet nicht »Ultrakurzwelle« (»Very High Frequency«), sondern »Vorhofflimmern«.
- WS bedeutet nicht »Wintersemester«, sondern »Wirbelsäule«.

Und EHS bedeutet auch nicht »Ernährungshilfesystem«

Weil wir gerade bei den Abkürzungen sind, hier gleich noch eine besonders bemerkenswerte, hinter der sich schamhaft eine fast schon skurrile Gradeinteilung verbirgt. Mit der Bristol-Stuhlformenskala haben wir uns ja schon auf Seite 89 beschäftigt. Mindestens ebenso kurios ist aber die Einteilung des Versteifungsgrades des männlichen Penis, die angeblich bei Diagnose und Behandlung der »erektilen Dysfunktion« hilfreich ist. Die Erektionshärteskala (EHS) teilt die Qualität der Gliedveränderung in vier Grade ein. Und so wie der Augenarzt bei seinen Patienten eine Sehschärfe von 100 Prozent anstrebt, ist es Ziel des Urologen, Rat suchenden Männern mittels diverser Methoden und Medikamente zu Grad 4 zu verhelfen.

Grad 1:	vergrößert, aber nicht hart
Grad 2:	hart, aber nicht hart genug für eine Penetration

Grad 3: hart genug für eine Penetration, aber nicht völlig hart

Grad 4: vollständig hart und völlig steif

Hätten Sie gewusst ...? 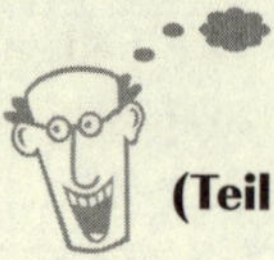 (Teil 8)

... dass unser Herz mit jedem Grad, den unsere Körpertemperatur ansteigt, zehn Schläge pro Minute mehr macht?

... dass der Nahrungsbrei, je nachdem, was wir gegessen haben, fünf bis 70 (!) Stunden in unserem Dickdarm verweilt?

... dass etliche unserer Knochen erst zwischen dem 20. und 25. Lebensjahr vollständig verknöchert sind?

... dass ein Mensch nach einem Herzstillstand noch etwa eine halbe bis maximal eine ganze Minute weiteratmet?

... dass wir während eines achtstündigen Schlafs nur etwa 17 Mal schlucken?

... dass die größte Masse, die jemals mit den Zähnen angehoben wurde, 281,5 Kilogramm betrug?

... dass das menschliche Herz beim lebensgefährlichen Kammerflimmern pro Minute mehr als 350 Mal schlägt, wobei von »Schlagen« natürlich keine Rede mehr sein kann?

... dass jeden Tag etwa 7 000 Liter Blut durch unsere Lungen fließen?

... dass unsere Körperflüssigkeiten ohne schützende Maßnahmen ab einer Höhe von etwa 20 000 Metern sieden würden?

... dass die inneren Zellschichten unseres Darms, das sogenannte Epithel, alle zwei Tage vollständig erneuert werden?

… dass, wenn jedes rote Blutkörperchen einem Grashalm entspräche, man mit den an einem einzigen Tag neu gebildeten rund 1 000 Fußballfelder begrünen könnte?

(Fortsetzung Seite 163)

Zahn im Auge

Es klingt wie die abgedrehte Idee eines Science-Fiction-Autors, doch diejenigen, die sich die Sache ausgedacht haben, waren seriöse Mediziner, genauer gesagt Augenärzte einer Klinik in Miami. Die verhalfen einer blinden Frau wieder zu ihrem Augenlicht, indem sie ihr einen mit einer Linse versehenen Zahn ins Auge pflanzten. Dazu hatten sie in den zuvor gezogenen Eckzahn ein Loch gebohrt, in das sie die Linse exakt einfügten. Anschließend setzten sie den Zahn in das Auge der Patientin ein. Der Eingriff – der nur bei intakter Innenstruktur des Auges sowie einem funktionierenden Sehnerv möglich ist – war ein voller Erfolg: Als der Verband zwei Wochen nach der Operation entfernt wurde, konnte die Frau zuerst nur Hell und Dunkel, schon bald aber auch grobe Strukturen unterscheiden. Dann dauerte es nicht mehr lange, bis sie auch Gesichter und Gegenstände erkannte. Und nach ein paar Wochen war sie sogar wieder in der Lage, zu lesen und zu schreiben.

Die Frau war neun Jahre zuvor nach einer seltenen Augenerkrankung erblindet und hatte ihre inzwischen geborenen Enkelkinder bislang noch nie gesehen. »Dass ich die Kinder eines Tages wieder sehen würde, hätte ich nie für möglich gehalten«, sagte sie unter Tränen. »Dass so etwas möglich ist, ist für mich das reinste Wunder.«

Auflösung der Querdenkerrätsel von Seite 32

1. Pfortader
2. Blasenkrebs
3. Zwerchfell
4. Schlüsselbein
5. Eileiter
6. Stimmbruch
7. Stoffwechsel
8. Blutbild
9. Blasensprung
10. Erbrechen

Wie sag' ich's meiner Versicherung?

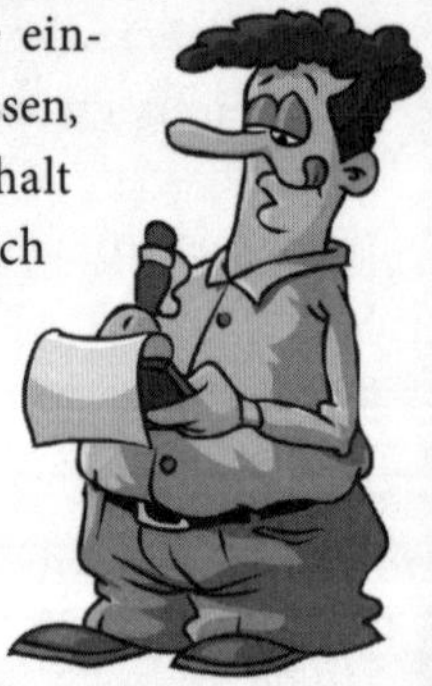

Es ist nicht jedermann gegeben, eine einwandfreie Schadensmeldung zu verfassen, das heißt, einen komplexen Sachverhalt so zu schildern, dass die Versicherung sich veranlasst sieht, den Schaden zu bezahlen – und das auch noch in einer ungewohnt nüchternen Amtssprache. Kein Wunder daher, dass so mancher Versuch danebengeht. Hier einige hübsche Beispiele:

- »Ich habe mir den rechten Arm gebrochen, meine Braut hat sich den Fuß verstaucht – ich hoffe, Ihnen damit gedient zu haben.«
- »Ich hatte den ganzen Tag Pflanzen eingekauft. Als ich die Kreuzung erreichte, wuchs plötzlich ein Busch in mein Blickfeld, und ich konnte das andere Fahrzeug nicht mehr sehen.«

- »Hiermit möchte ich Ihnen mitteilen, dass mein Mann gestorben ist. Ich dachte, das wäre längst erledigt, doch durch eine Rückfrage erfuhr ich, dass ich das selbst erledigen muss.«
- »Meine verletzten Körperteile bitte ich dem Bericht der Ambulanz zu entnehmen.«
- »Zunächst sagte ich der Polizei, ich sei nicht verletzt, aber als ich den Hut abnahm, bemerkte ich den Schädelbruch.«
- »Während ich die Straße normal befuhr, überkam mich das Verlangen, mich zu erleichtern, weswegen ich das Fahrzeug am Rand anhielt und mich in ein nahes Gebüsch begab. Nachdem ich die Hose heruntergelassen hatte, kam der Gegner und gab's mir von hinten mit dem Kipper.«
- »Ich habe Rheuma und vier Kinder, was auf die Feuchtigkeit zurückzuführen ist.«
- »Da sich der Fußgänger nicht entscheiden konnte, nach welcher Seite er rennen sollte, fuhr ich oben drüber.«
- »Der Bursche war überall und nirgends auf der Straße. Ich musste mehrmals kurven, bevor ich ihn traf.«
- »Außerdem bin ich vor meinem ersten und nach meinem letzten Unfall unfallfrei gefahren.«
- »Ich habe gestern Abend auf der Heimfahrt einen Zaun in etwa 20 Meter Länge umgefahren. Ich wollte Ihnen den Schaden vorsorglich melden, bezahlen brauchen Sie nichts, denn ich bin unerkannt entkommen.«
- »Ich dachte, das Fenster sei offen, es war jedoch geschlossen, wie sich herausstellte, als ich meinen Kopf hindurchsteckte.«
- »Ihre Argumente sind wirklich schwach. Für solche faulen Ausreden müssen Sie sich einen Dümmeren suchen, aber den werden Sie kaum finden.«

- »Ich entfernte mich vom Straßenrand, warf einen Blick auf meine Schwiegermutter und fuhr die Böschung hinunter.«
- »Als ich auf die Bremse treten wollte, war diese nicht da.«
- »Wer mir die Geldbörse gestohlen hat, kann ich nicht sagen, weil aus meiner Verwandtschaft niemand in der Nähe war.«
- »Bei dem Autounfall wurde mein Schwiegersohn nicht verletzt, denn er war gar nicht mitgefahren.«
- »Mein Sohn hat die Frau nicht umgerannt. Er ist einfach vorbeigerannt. Dabei ist die Frau durch den Luftzug umgefallen.«
- »Ihr Computer hat mir ein Kind zugelegt. Aber ich habe kein Kind. Schon gar nicht von Ihrem Computer.«
- »Erfahrungsgemäß regelt sich so was bei einer gewissen Sturheit von selbst. Darum melde ich Unfälle immer erst, wenn der Gegner mit Zahlungsbefehlen massiv wird.«
- »Dann brannte plötzlich der Weihnachtsbaum. Die Flammen griffen auf den Vorhang über. Mein Mann konnte aber nicht löschen, weil er wie ein Verrückter nach der Hausrat-Police suchte.«
- »Ich trat auf die Straße. Ein Auto fuhr von links direkt auf mich zu. Ich dachte, es wollte noch vor mir vorbei, und trat wieder einen Schritt zurück. Es wollte aber hinter mir vorbei. Als ich das merkte, ging ich schnell zwei Schritte vor. Der Autofahrer hatte aber auch reagiert und wollte nun wohl doch vor mir vorbei. Er hielt an und kurbelte die Scheibe herunter. Wütend rief er: ›Nun bleiben Sie doch endlich stehen, Sie!‹ Das tat ich auch – und dann hat er mich überfahren.«
- »Als ich an die Kreuzung kam, erhob sich ein Zaun, um meine freie Sicht zu behindern.«
- »Man soll den kranken Blinddarm nicht auf die leichte

Schulter nehmen, sonst schneit der Tod wie ein Blitzstrahl herein.«

- »Ich habe so viele Formulare ausfüllen müssen, dass es mir bald lieber wäre, mein geliebter Mann wäre überhaupt nicht gestorben.«
- »Der andere Wagen war absolut unsichtbar, und dann verschwand er wieder.«
- »Hiermit kündige ich Ihre Haftpflichtversicherung. Ich bin zurzeit in Haft und brauche daher keine Haftpflichtversicherung.«
- »Bitte ändern Sie meinen Vertrag so ab, dass bei meinem Todesfall die Versicherungssumme an mich bezahlt wird.«
- »Leider ist mein Vater der Jagdleidenschaft Dritter zum Opfer gefallen. Man hielt ihn für eine Wildsau und schoss ihn an.«
- »Bitte lassen Sie es mich wissen, wenn Sie dieses Schreiben nicht erhalten haben.«
- »Vor mir fuhr ein riesiger Möbelwagen mit Anhänger. Der Sog war so groß, dass ich über die Kreuzung gezogen wurde.«
- »Beim Heimkommen fuhr ich versehentlich in eine falsche Grundstücksauffahrt und rammte einen Baum, der bei mir dort nicht steht.«
- »Während des bekannten Tanzes Holladihia-Hoppsassa sprang ich übermütig nach oben, wobei mich mein Tanzpartner kräftig unterstützte. Dabei kam mir die Kellerdecke schneller als erwartet entgegen.«
- »Als Hobby halte ich fünf Hühner und einen Hahn. Beim Hühnerfüttern am 24. Februar in den Morgenstunden stürzte sich der Hahn plötzlich und unerwartet auf mich und biss mir in den rechten Fuß. Er landete sofort im Kochtopf.«

- »Mein Auto fuhr einfach geradeaus, was in einer Kurve allgemein zum Verlassen der Straße führt.«

(Quelle: Bernd Ellermann: Jeder siebte Gesunde war krank, DTV-Verlag, 1995; Helga Schmidt: Stilblüten aus Politik, Sport, Schule und Medien, Edition XXL, 2007)

Der Mann mit den zwei Penissen

»Er ist von zigeunerhaftem Aussehen, ungefähr 22 Jahre alt und ungewöhnlich leicht erregbar. Allein der Anblick einer Frau genügt, um seine Lust zu wecken. Beim Verkehr kann er seine beiden Penisse unabhängig voneinander gebrauchen; ist er mit dem einen fertig, macht er mit dem anderen weiter.« Mit diesen Worten antwortete ein amerikanischer Fotograf auf die Anfrage eines Arztes bezüglich seines guten Bekannten Jean Baptista dos Santos. Der war nämlich eine medizinische Kuriosität ersten Ranges, besaß er doch nicht nur drei Beine, sondern auch zwei Penisse. Diese Abnormität hatte sein Vater schon kurz nach seiner Geburt im Jahr 1846 ausgenutzt und das Baby überall gegen Bargeld sensationslüsternen Bürgern und Wissenschaftlern vorgeführt. Speziell drei Ärzte zahlten eine stattliche Summe, um das missgestaltete Kind eingehend untersuchen und auf Zeichnungen festhalten zu dürfen. Die zeigten dann im Detail zwischen zwei normalen, gut beweglichen Beinen ein drittes mit zusammengewachsenen Füßen. Und eben auch die beiden nebeneinander liegenden, gleich großen Penisse, aus denen der Kleine während der Untersuchung mehrfach simultan pinkelte.

So wuchs das Kind heran, und als der junge Mann erwachsen war, behauptete er sogar, er könne problemlos zuerst mit dem einen und anschließend mit dem anderen Penis

Geschlechtsverkehr haben. Dies scheint aus heutiger Sicht jedoch sehr zweifelhaft, denn von anderen Männern mit zwei Penissen ist bekannt, dass beide gemeinsam eine Erektion zeigten und danach simultan wieder erschlafften.

Tatsächlich ist Jean Baptista dos Santos' skurrile Abnormität keineswegs ein Einzelfall. Vielmehr kommt die doppelte Anlage des Penis immer wieder einmal vor, wobei beide Glieder fast immer unmittelbar nebeneinander aus der Bauchhöhle entspringen. Eine ganz besonders seltene medizinische Kuriosität stellt daher der kleine Junge dar, über den der englische Anatomieprofessor Bertram Windle 1893 in der Fachzeitschrift *The Journal of Anatomy and Physiology* berichtet hat. Der wies nämlich im Bereich des unteren Rückens eine mit Haaren bewachsene Verdickung auf, aus deren Mitte ein zweiter Penis, allerdings ohne Hoden, herauswuchs. Und dieser Penis war erstaunlicherweise sogar in der Lage, sich bei geschlechtlicher Erregung aufzurichten. Was natürlich sofort die Frage nach den damit möglichen Stellungen beim Sex aufwirft.

Heutzutage werden Babys, die mit derartigen Anomalien auf die Welt kommen, zum Glück nicht mehr ausgestellt und einer sensationslüsternen Menge vorgeführt, sondern frühzeitig operiert: Überzählige Penisse werden operativ entfernt. Egal, ob am Bauch, am Rücken oder sonst wo.

(Quelle: Erwin J. O. Kompanje: Der Penisverkürzer, Piper-Verlag, 2011)

Zug um Zug

Klimmzüge gehören wie Liegestütze zu den Übungen, die angeblich eine Menge über die körperliche Kraft eines Menschen aussagen. Sollte das stimmen, so muss der Kanadier Lucas

Garel ein wahrer Herkules sein. Im Juli 2011 schaffte er es innerhalb von 24 Stunden, sich 5045 Mal mit schierer Armkraft an einem Reck so weit hochzuziehen, dass er bei jeder Übung über die Stange blickte.

(Quelle: Guinness World Records, 2013)

Denn sie wissen nicht, was sie tun

Sollten Sie einmal beobachten, dass sich vor Ihnen mitten in der Fußgängerzone ein Mensch wild durchs Gesicht fährt, dass er sich vielleicht sogar mit dem Finger ins Auge sticht, unvermittelt seine Hose öffnet oder gar Anstalten macht, sich selbst zu erwürgen, können Sie ziemlich sicher sein: Der Mann leidet am »Alien-Hand-Syndrom«. Die Krankheitsbezeichnung trifft die Sache, denn »alien« bedeutet »fremd«, und genau so, also als nicht zum eigenen Körper gehörend, empfinden die Kranken ihre Hände. Die scheinen nämlich eine Art Eigenleben zu führen und tun Dinge, auf die der Betroffene keinerlei Einfluss hat.

Beim »Alien-Hand-Syndrom« handelt es sich um eine zum Glück seltene neurologische Störung, die nach einem Schlaganfall, aber auch nach einer Operation am Gehirn oder als Folge von Infektionen des Nervensystems auftreten kann. Die Hände der Kranken bewegen sich dann, als wären sie ferngesteuert, wobei völlig unklar ist, was die Bewegungsimpulse auslöst. Das einzig Gute an dem kuriosen Leiden ist, dass es in der Regel nach einigen Wochen ganz von selbst wieder verschwindet. Es sind allerdings auch schon Fälle beschrieben worden, wo Betroffene jahrelang die oft geradezu skurrilen Aktivitäten ihrer Hände hilflos ertragen mussten, ohne sie auch nur im Geringsten unter Kontrolle zu bekommen.

Ursache und Wirkung

Der weltberühmte Bakteriologe und Entdecker der Tuberkulose, Robert Koch (1843 – 1910), war dafür bekannt, in seine Vorlesungen immer wieder heitere Geschichten und witzige Bemerkungen einzuflechten. So fragte er einmal seine Studenten: »Können Sie mir ein Beispiel nennen, bei dem die Ursache einer Krankheit der Krankheit folgt?«

Die Studenten schüttelten die Köpfe. Allenthalben ratloses Schweigen.

»Nun, meine Herren«, löste Koch das Rätsel auf, »das ist doch ganz einfach: Wenn der Arzt hinter dem Sarg seines Patienten hergeht.«

(Quelle: Hans Killian: Die heitere Diagnose, Kindler-Verlag, 1982)

Junge und Mädchen und trotzdem eineiige Zwillinge

Eineiige Zwillinge entstammen einer einzigen Eizelle, die sich in einer frühen Teilungsphase gespalten und zu zwei getrennten Embryos entwickelt hat. Die sind dann logischerweise genetisch vollkommen identisch und haben natürlich auch dasselbe Geschlecht, sind also entweder beide Mädchen oder beide Jungen. Und doch kommen immer wieder einmal eineiige Zwillinge unterschiedlichen Geschlechts zur Welt.

Das kann allerdings nur passieren, wenn eines der beiden ursprünglich männlichen Embryos bei einer frühen Zellteilung das Y-Chromosom verliert. Da Jungen zwei unterschiedliche Geschlechtschromosomen – man bezeichnet sie als X und Y – besitzen, während Mädchen über zwei identische X-Chromosomen verfügen, hat der Verlust des Y-Chromosoms zur Folge, dass einer der beiden heranwachsenden Babys ganz normal ein XY-Junge wird, während das andere in seinen Zellen nur noch das übrig gebliebene X-Chromosom aufweist. Man spricht in einem solchen Fall von der Geschlechtschromosomenkombination X0. Und die ist kennzeichnend für das sogenannte »Turner-Syndrom«. Die betroffenen Personen sind von ihrem äußeren Erscheinungsbild her eindeutig Mädchen beziehungsweise Frauen, bleiben jedoch auffallend klein, kommen nicht in die Pubertät und sind daher zeitlebens unfruchtbar.

Arztwitz 10

Der Medizinprofessor prüft seine Studenten. Als Erstes ruft er eine junge Studentin auf: »Sagen Sie mir mal, welcher menschliche Körperteil sich im Zustande der Erregung bis zum Sechsfachen vergrößern kann.«

Die Studentin errötet: »Aber Herr Professor, sollten Sie das nicht lieber einen männlichen Studenten fragen?«

Professor: »Na gut … Also dann Sie, junger Mann. Wissen Sie die Antwort?«

Student: »Ja, das sind eindeutig die Pupillen. Die können sich bei starker Erregung tatsächlich um das Sechsfache vergrößern.«

Professor: »Sehr richtig!« Dabei dreht er sich zu der Studentin um und lächelt sie an: »Und Sie, junges Fräulein, sollten lieber nicht mit allzu großen Erwartungen in die Ehe gehen.«

Vom Vergnügen, Kröten abzulecken

Drogen wie LSD oder Ecstasy sind nicht nur sehr teuer, sondern auch verboten. Allein ihr Erwerb und Besitz gelten als Verbrechen. Doch wer einen schnellen Rausch erleben will, ist auf derlei Substanzen gar nicht angewiesen, gibt es doch weitaus billigere und leichter zugängliche Drogenquellen. Die Rede ist von Kröten, speziell von den sogenannten Coloradokröten mit dem wissenschaftlichen Namen *Bufo alvarius.* Wenn man denen nämlich kräftig in den Nacken drückt, sondern sie ein milchiges Sekret ab, das chemisch eng mit LSD verwandt ist und auch so wirkt. Man muss den trüben Saft nur direkt von der Kröte ablecken, dann braucht man nicht lange zu warten, bis der gewünschte Effekt eintritt. In den USA haben die Anhänger dieser Methode inzwischen sogar einen eigenen Namen: »Toad lickers« (zu Deutsch: Krötenlecker), oder kurz »Toadies«.

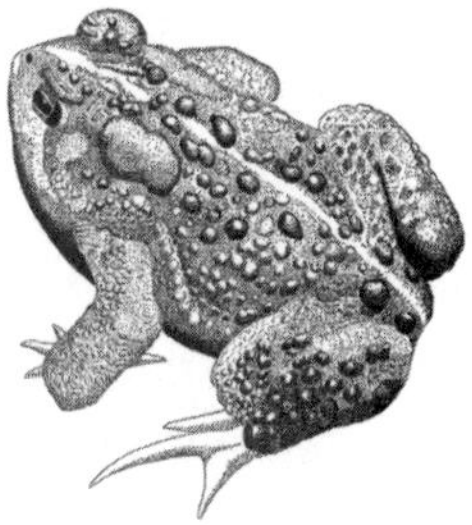

Sicher, dem runzligen und schleimigen Vieh mit der Zunge über den Körper zu streichen, ist alles andere als appetitlich, aber was tut der echte Junkie nicht alles, um high zu werden. Zumal der bloße Besitz der Kröten nicht strafbar ist. Zwar gelten Bufotenin und Dimethyltryptamin, die Inhaltsstoffe des begehrten Saftes, als illegale Drogen, aber wie soll man jemandem nachweisen, dass er die Tiere nicht nur aus Liebhaberei hält, sondern um sie gleichsam zu melken und sich an der »Milch« zu berauschen? Immerhin kann eine gesunde Kröte – auf dem Schwarzmarkt für rund zehn Euro zu haben – bei guter Pflege und Ernährung über mehrere Jahre mindestens einmal täglich erfolgreich gemolken und beleckt werden. Ein billiges Vergnügen also, wenn auch keinesfalls ein ungefährliches. Denn in Versuchen, über die im Wissenschaftsmagazin *Science* berichtet wurde, löste das Krötensekret bei Freiwilligen, denen man es verabreichte, zum Teil schwerste Halluzinationen aus, und die Forscher warnen eindringlich, die tückische Mixtur könne bei zu häufiger Verwendung durchaus tödlich wirken. Aber ob das Drogensüchtige, denen es nichts ausmacht, eine glitschige, graubraune, von Warzen bedeckte Kröte wie einen Lolli zu lutschen, wirklich abschreckt?

»Arm dran war, wer in die Hände der Ärzte fiel«

So urteilt der Medizinhistoriker Heinrich Schipperges in seinem Buch »Die Kranken im Mittelalter«, und aus heutiger Sicht besteht kein Zweifel, dass er recht hat. Denn das, was die frühen Ärzte mit ihren Patienten anstellten, wie sie sie behandelten und was sie ihnen verordneten, hatte fast immer viel mehr mit Aberglaube, Astrologie, Mystik und obskuren Ritualen zu tun als mit seriöser Medizin. Wie ihre antiken Kollegen glaubten sie noch immer, Krankheiten seien das Ergebnis entgleister oder schädlicher Körperflüssigkeiten, etwa des trockenen oder feuchten »phlegma« sowie der schaumigen oder lauwarmen »livores«. Aber auch ungeeignete Kleidung, falsche Nahrung, intensive Gerüche und hohe Luftfeuchtigkeit zählten zu den vermeintlichen Krankheitsauslösern. Durch das Einatmen »verdorbener Luft«, so glaubte man etwa, werde das Blut mit »erhitzter Fäule entzündet und verdorben«.

Gegen Potenzstörungen empfahlen die Ärzte Liebestränke aus Taubenherz, Sperlingsleber und den Geschlechtsorganen von Schwalben. Auch getrocknete Würmer, Quecksilber, Rattenschwänze, ja sogar das Haar von Gehenkten oder das Gehirn ungetaufter Säuglinge sollten, zu einem Elixier vermischt, den bedauernswerten Männern helfen.

Gichtkranken empfahlen die Mediziner, einen Ameisenhaufen samt der Tiere in Wasser zu kochen und darin zu baden. Und gegen Haarausfall sollte das Fett eines Bären, mit etwas Weizen- und Dinkelstrohasche verrieben, auf den kahlen Stellen aufgetragen werden.

Überaus beliebt und bei fast allen Krankheiten als entscheidende Säule der Therapie angesehen, war der Aderlass. Damit sollten die verdorbenen Säfte aus dem Körper des Kranken abfließen, »auf dass das Blut dadurch gereinigt würde«.

Für etliche, besonders häufige Leiden gab es besondere Experten. So hatten sich etwa die »Starschneider« darauf spezialisiert, dem grauen Star zu Leibe zu rücken. Dazu durchstachen sie die Hornhaut des Auges, löffelten die trüb gewordene Linse heraus und drückten die Gewebereste einfach ins Augeninnere hinein. Genau wie die »Bruch- und Hodenschneider« praktizierten sie unter den Blicken einer neugierigen Menge in Ständen auf dem Marktplatz.

Ab dem späten 12. Jahrhundert machte sich dann allmählich das Medizinwissen der Araber mit umfassenden anatomischen und pathologischen Kenntnissen in den Ausbildungsstätten der mittelalterlichen Ärzte breit. Was jedoch nicht bedeutete, dass damit schlagartig alles besser wurde. So gab etwa der arabische Wundarzt Abulcasis, Verfasser eines mehrbändigen Werkes über die »Chirurgia«, genaue Anleitungen zur Entfernung einer Krebsgeschwulst. Danach sollte der vom Tumor Befallene zuerst »zur Ader gelassen« und dabei »von seiner schwarzen Galle mehrfach gereinigt« werden. Anschließend kam dann der Chirurg zum Zug: »Du legst den Kranken so hin, wie es für die Operation am günstigsten ist, dann hake in den Krebs einige Haken, die für diese Arbeit geeignet sind, und schneide ihn ringsum von allen Seiten mit der Haut ab.«

Mit der Zeit wurde das Wissen umfangreicher, Diagnose und Therapie basierten zunehmend auf seriösen Erkenntnissen, die Behandlungserfolge stiegen. Vor allem die Chirurgie machte erstaunliche Fortschritte. So kannten die spätmittelalterlichen Operateure bereits wirksame Verfahren zur Blutstillung, und mithilfe opiumgetränkter Schwämme ermöglichten sie es ihren bedauernswerten Patienten, die schmerzhaften Prozeduren wenigstens halbwegs erträglich zu überstehen. Dabei verwendeten sie bereits Zangen, Sonden, Messer, Brennkegel, Schnapper und Spekula, Instrumente also, wie sie bis ins 18. Jahrhundert hinein das operative Feld beherrschten. Offene Wunden vernähten sie mit Hanf, Haaren oder Tiersehnen und bedienten sich bei Darmnähten häufig einer aus Indien stammenden, reichlich kuriosen Technik, bei der sie schwarze Ameisen dazu brachten, sich mit ihren Zangen in den aneinandergehaltenen Schnittstellen zu verbeißen. Waren die Darmränder auf diese Weise fest miteinander verbunden, wurden die kleinen Tierchen geköpft und die Eingeweide in die Bauchhöhle zurückgelegt.

Doch egal ob reich oder arm, ob adeliges Klosterfräulein oder edler Ritter, die altersbedingten Gebrechen machten schon damals vor niemandem halt. Und dagegen waren die mittelalterlichen Ärzte nach wie vor weitgehend machtlos. »Das Haupt schwindelt«, kann man dazu in einer Augsburger Handschrift lesen, »das Hirn sinkt, das Gedächtnis entgeht, das Herz siecht, die Brust krachet, die Länge beugt sich, die Größe schwindet, die Stärke krankt, das Antlitz dunkelt, der Atem schmeckt, die Augen rinnen, die Nase träuft, die Zähn erfaulen, die Ohren schwellen, die Zung stammlet, die Händ erzittern, die Füße sifflen, und der Alte erzürnet bald.« Oder, wie Paracelsus es treffend formulierte: »Der Mensch ist von vornherein zum Umfallen geboren.«

(Quelle: Heinrich Schipperges: Die Kranken im Mittelalter, C.H.Beck-Verlag, 1993)

Auf die Genesung eines schönen Mädchens

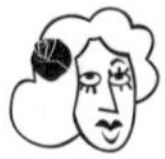

Wenn der Tod in neidischem Verlangen
Auch schon an dein keusches Bette trat,
Ist er doch zurückgegangen,
Als er dich gesehen hat.

Seine tränenlosen Augen hingen,
Wie erstaunt, an deinem Angesicht;
Dass die Rosen drauf vergingen,
Weil er's tat, gewahrt' er's nicht.

Endlich sah er's; mit beschämten Blicken
Hat er nun sich von dir abgewandt;
Auch die Lilien noch zu knicken,
Zitterte selbst ihm die Hand.

(Friedrich Hebbel)

HÄTTEN SIE GEWUSST ...? (Teil 9)

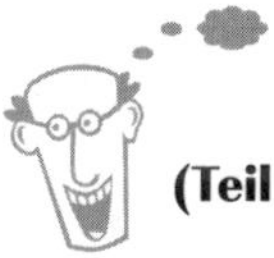

… dass die Darmausbuchtung vor dem After maximal zwei Liter Inhalt aufnehmen kann, bevor der Stuhldrang unerträglich wird?

... dass unser gesamtes Blut jeden Tag etwa 60 Mal durch die Niere fließt und dort gereinigt wird?

... dass das Herz eines Jugendlichen pro Minute rund fünf Liter, das eines 70-Jährigen aber nur noch zweieinhalb Liter Blut pumpt?

... dass wir beim Schlafen etwa fünf, beim Spazierengehen etwa 14 und bei schnellstem Lauf etwa 170 Liter Luft pro Minute ein- und wieder ausatmen?

... dass unsere feinsten Blutgefäße, die sogenannten Kapillaren, fünf bis zehn Mal dünner sind als eines unserer Kopfhaare?

... dass Fisch und Reis nur etwa eineinhalb, sehr fettes Fleisch und Ölsardinen dagegen mehr als acht Stunden im Magen verbleiben, bevor sie in den Dünndarm weitertransportiert werden?

... dass unser Herz, wenn wir liegen, etwa 15 bis 20 Schläge pro Minute weniger macht, als wenn wir stehen?

... dass pro Minute etwa drei bis sechs Tropfen Urin in die Harnblase fließen?

... dass fast jeder zehnte Mensch, auch wenn er nichts davon spürt, in der Gallenblase Steine hat?

(Fortsetzung Seite 185)

Medizinische Eselsbrücken

Drückt man einem Psychologie- und einem Medizinstudenten je ein Telefonbuch in die Hand, fragt der Psychologe: »Warum gibst du mir das?« Ganz anders der Mediziner. Er seufzt und erkundigt sich: »Bis wann muss ich das auswendig können?«

So lautet ein alter Witz, an dem – wie an den meisten Witzen – durchaus etwas Wahres dran ist. Denn während eines

Medizinstudiums muss sich die angehende Ärztin oder der angehende Arzt tatsächlich Unmengen von Fakten einprägen. Allein in der Anatomie gilt es, mehr als 7 000 – zum Teil reichlich komplizierte – Begriffe zu lernen, und Anatomie ist nur eines von vielen Fächern, in denen Riesenmengen an Lernstoff zu bewältigen sind. Kein Wunder daher, dass Eselsbrücken, mit deren Hilfe man viele Dinge einfacher und vor allem nachhaltiger in den Kopf bekommt, überaus beliebt sind. Hier sind ein paar davon (M.: Musculus, Mm.: Musculi, N.: Nervus):

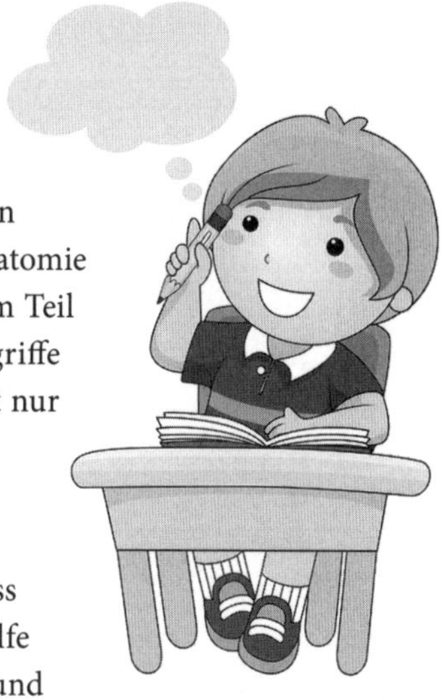

So prägt man sich die Muskeln ein, die an der Einatmung beteiligt sind:

Die äußeren Sterne singen selten mit Pep und Erotik.

Die:	Diaphragma
äußeren:	Mm. intercostales externi
Sterne:	M. sternocleidomastoideus
singen:	Mm. scaleni
selten:	Mm. serrati
mit Pep:	Mm. pectorales
und Erotik:	M. erector spinae

Und so die Hirnnerven (Nerven, die direkt vom Gehirn ausgehen und nicht den Umweg über das Rückenmark nehmen) in der richtigen Reihenfolge von 1 bis 12:

Onkel **O**tto **o**periert **t**ag-**t**äglich, **a**ber **f**reitags **v**ertritt er **g**erne **v**iele **a**lte **H**ebammen.

1.	**O**nkel:	N. olfactorius
2.	**O**tto:	N. opticus
3.	**o**periert:	N. oculomotorius
4.	**t**ag-:	N. trochlearis
5.	**t**äglich:	N. trigeminus
6.	**a**ber:	N. abducens
7.	**f**reitags:	N. facialis
8.	**v**ertritt er:	N. vestibulocochlearis
9.	**g**erne:	N. glossopharyngeus
10.	**v**iele:	N. vagus
11.	**a**lte:	N. accessorius
12.	**H**ebammen:	N. hypoglossus

Wobei nicht verschwiegen werden soll, dass es auch eine drastischere Variante gibt:

> **O**nkel **O**tto **o**naniert **t**ag-**t**äglich, **a**ber **f**reitags **v**ögelt er **g**ern **v**iele **a**lte **H**uren.

Auch die Handwurzelknochen wollen gelernt sein. Einfacher wird das mit folgendem Spruch:

Es fuhr ein Kahn im Mondenschein im Dreieck um das Erbsenbein, Vieleck groß, Vieleck klein, der Kopf, der muss am Haken sein.

Es fuhr ein Kahn:	Os scaphoideum
im Mondenschein:	Os lunatum
im Dreieck:	Os triquetrum
um das Erbsenbein:	Os pisiforme

Vieleck groß:	Os trapezium
Vieleck klein:	Os trapezoideum
der Kopf:	Os capitatum
der muss am Haken sein.	Os hamatum

Wer es lieber englisch mag, kann sich die Anfangsbuchstaben der Handwurzelknochen auch mit folgendem Spruch einprägen:

Some **l**overs **tr**y **p**ositions **t**hat **th**ey **c**annot **h**andle.

Und wie merkt man sich die einzelnen Komponenten der Erregungsbildung und -leitung am Herzen? Na klar, auch wieder mit einem Merkspruch:

Sibylle **a**us **V**erden **h**at **t**ausend **P**usteln.

Sibylle:	Sinus-Knoten
aus **V**erden:	AV-Knoten
hat:	His-Bündel
tausend:	Tawara-Schenkel
Pusteln:	Purkinje-Fasern

Zum Schluss noch die vielleicht bekannteste Eselsbrücke, mit der man sich leicht merken kann, welche Vitamine fettlöslich sind. Das sind nämlich genau vier, und zwar E, D, K, A.

Da drängt sich das Wort EDEKA ja geradezu auf. Pech hat jedoch, wem in der Aufregung einer Prüfung nur noch einfällt, dass es irgendeine Lebensmittelkette mit vier Buchstaben war: REWE, SPAR, ALDI, LIDL?

Der spindeldünne Vielfraß

Viele Menschen wären froh, wenn sie alles und jedes in beliebiger Menge essen könnten, ohne dick zu werden, doch es gibt auch einige wenige, denen es genau umgekehrt geht, die sich nichts sehnlicher wünschen, als wenigstens mal ein klein bisschen zuzunehmen. Eine davon ist die amerikanische Studentin Lizzie Velasquez. Sie ist zwar nur 1,57 Meter groß, wiegt dabei aber gerade mal 27 Kilo, das heißt, sie ist spindeldürr. Das aber nicht etwa, weil sie an Magersucht oder Bulimie leidet, sondern weil sie zu den drei Menschen weltweit gehört, die am »Neonatal Progerie Syndrom« erkrankt sind. Das lässt den Körper der Betroffenen extrem schnell altern und beschleunigt vor allem den Fettabbau ganz enorm. Um überhaupt zu überleben, muss Lizzie mindestens vier Mal pro Stunde etwas essen, und zwar nach dem Motto »Je üppiger, desto besser«. So ernährt sie sich denn hauptsächlich von Schokolade, Eiscreme, dicken Torten und Pizzas. 8000 Kalorien sollten es schon sein, die sich die Studentin jeden Tag in 50 bis 60 kleine Mahlzeiten einverleibt. Doch auch wenn sie noch mehr schafft, setzt sich an ihrem mageren Körper kein Gramm Fett an, sie ist und bleibt dünn wie der Suppenkasper im »Struwwelpeter«. Heilen lässt sich die Krankheit bisher nicht, dazu weiß man schlicht zu wenig darüber. Die einzige Möglichkeit, nicht daran zu sterben, ist essen, essen und noch mal essen.

Wenn Sie sich also das nächste Mal wieder darüber aufregen, dass sie Fettes oder Süßes nur anschauen müssen, um gleich ein paar hundert Gramm mehr auf die Waage zu bringen, denken Sie an die arme Lizzie. Die würde liebend gern mit Ihnen tauschen.

(Quelle: http://www.frauenzimmer.de/cms/diaet-gesund/2010-07/lizzie-velasquez-zunehmen.html)

Lang, länger, am längsten

Der größte momentan noch lebende Mann der Welt ist der Türke Sultan Kösen. 2,51 Meter misst er und ist damit mehr als vier Mal so groß wie der kleinste. Das ist der 1939 geborene Nepalese Chandra Bahadur Dangi mit 54,6 Zentimetern. Er ist sogar der kleinste Mensch, der jemals gelebt hat und damit der absolute Rekordhalter. Das ist Sultan Kösen nicht, denn in der Vergangenheit gab es noch deutlich größere Männer als ihn. Den Rekord hält hier der 1940 verstorbene US-Amerikaner Robert Wadlow mit 2,72 Metern.

Bei den Frauen ist die momentan größte die 1972 geborene Chinesin Yao Defen mit einer Länge von 2,34 Metern. Die kleinste – die 1992 geborene Inderin Jyioti Amge – misst dagegen gerade mal 62,8 Zentimeter. Aber auch in diesen beiden Disziplinen werden die momentanen Rekordhalterinnen von bereits verstorbenen Geschlechtsgenossinnen übertrumpft. Die bislang größte war erstaunlicherweise ebenfalls eine Chinesin, nämlich die 1982 verstorbene Zeng Jinglian, die sage und schreibe 2,48 Meter groß wurde. Damit war sie fast zwei Meter größer als die bis heute kleinste, die Holländerin Pauline Musters, die bei ihrem Tod im Jahr 1895 ganze 58 Zentimeter maß.

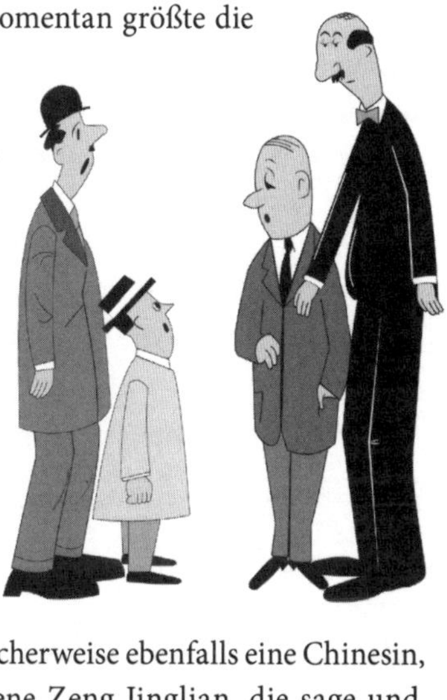

Die längsten Fingernägel besitzt die US-amerikanische

Sängerin Chris Walton. Insgesamt sind sie knapp sechs Meter lang, und jeder einzelne von ihnen ist sichelartig, ja, fast zu einem großen Kreis gebogen.

Die längste weibliche Zunge misst 9,75 Zentimeter. Sie steckt im Mund von Chanel Tapper aus dem US-Bundesstaat Kalifornien. Die Rekordhalterin bei den Männern ist sogar noch eine kleine Spur länger, nämlich 9,8 Zentimeter. Sie gehört dem Briten Stephen Taylor. Und auch der längste Bart gehörte natürlich einem Mann, und zwar dem Norweger Hans Langseth. Als er 1928 starb, maß sein haariger Gesichtsschmuck 5,33 Meter.

Auch bei den längsten Füßen hält ein Mann den Rekord. Es war der bereits erwähnte, 1940 verstorbene Amerikaner Robert Wadlow, dessen Laufwerkzeuge knapp 47 Zentimeter lang waren. Das entspricht Schuhgröße 75!

Die längsten jemals gemessenen Kopfhaare kann der Vietnamese Tran Van Hay sein Eigen nennen. Seit 38 Jahren hat er sie nicht mehr geschnitten, und nun sind sie stolze 6,25 Meter lang. Damit übertrifft er die Frau mit dem längsten Kopfschmuck, die Chinesin Xie Qiuping mit ihren 5,63 Metern immerhin um knapp 60 Zentimeter.

Und was die längste Nase der Welt betrifft, so weiß man darüber nur bei heute lebenden Personen Bescheid. Hier hält der Türke Mehmet Özyrek den Rekord mit 8,8 Zentimetern. Ob es früher schon mal einen »längernasigen« Menschen gegeben hat, ist unbekannt.

Zum Schluss noch einen Rekord, den man unbedingt kennen muss, nämlich den im Ohrhaare-wachsen-Lassen. Den hält der Inder Radhakant Bajpai. Die Haare, die ihm aus den Gehörgängen wachsen, sind sage und schreibe 13,4 Zentimeter lang.

(Quelle: Guinness World Records 2013)

Die Top Five
der plastischen Chirurgie

Insgesamt rund 13 Millionen Schönheitsoperationen wurden in den USA im Jahr 2011 durchgeführt. Am häufigsten ging es dabei – in dieser Reihenfolge – um die Vergrößerung der weiblichen Brust, um Nasenkorrektur, Fettabsaugung, Augenlidoperation und Facelifting.

(Quelle: Guinness World Records, 2013)

Pulslos glücklich

Ein Mensch, bei dem kein Puls fühlbar ist, ist normalerweise tot. Aber eben nur normalerweise, denn die Sache sieht ganz anders aus, wenn derjenige in seiner Brust ein künstliches Herz trägt. Von diesen Wunderwerken der Technik gibt es nämlich mittlerweile Typen, die anders als das natürliche Herz das Blut nicht schwallweise auswerfen, sondern einen kontinuierlichen Blutfluss gewährleisten. Der verursacht dann natürlich keine Pulswellen, und außerdem ist auch praktisch kein Blutdruck messbar.

Für die Patienten ist das am Anfang zwar gewöhnungsbedürftig, doch kommen sie normalerweise nach kurzer Zeit mit der künstlichen Pumpe prächtig zurecht. Allerdings haben die Mediziner mit den neuartigen Geräten noch keine allzu langen Erfahrungen, sodass sie sie bislang nur für begrenzte Zeit einsetzen – in der Regel so lange, bis ein geeignetes Spenderherz zur Verfügung steht.

In schwerer Krankheit

Nun schließ auch du die Augen zu,
Geh Phantasie und Herz zur Ruh!
Ein Licht lischt nach dem andern aus –
Hier stand vordem ein Schauspielhaus.

(Theodor Storm)

Wenn beim Denken Muskeln wachsen

Wenn es um gezielten Muskelaufbau geht, denkt man sofort an Bodybuilder, die sich in Fitnessstudios stundenlang an furchteinflößenden Geräten schinden. Dabei haben Wissenschaftler der Universität Cleveland in einer viel beachteten Studie bewiesen, dass man sich dickere Muskeln auch ohne jegliches Schweißvergießen antrainieren kann. In der Untersuchung mussten sich Studenten eine Viertelstunde lang so intensiv wie möglich vorstellen, sie würden einen Finger und anschließend den ganzen Arm gegen einen massiven Widerstand beugen, der in Wirklichkeit gar nicht vorhanden war. Und siehe da: Nach drei Monaten mit jeweils fünf wöchentlichen »Trainingseinheiten« ergaben Messungen, dass der Finger der Probanden um 35 und der Bizeps immerhin um knapp 14 Prozent kräftiger geworden waren.

Allerdings hört sich die Sache wesentlich einfacher an, als sie tatsächlich ist. Denn bis die Studenten in der Lage waren, sich derart intensiv auf die Bewegungen zu konzentrieren, dass diese einen messbaren Effekt hatten, mussten sie monatelang fleißig üben. Schließlich ging es ja nicht darum, die Muskeln selbst zu trainieren, der Trick war vielmehr, das

Gehirn rein gedanklich dazu zu bringen, über die Bewegungsnerven derart intensive Signale auszusenden, wie sie auch beim tatsächlichen Bodybuilding zur Stimulation des Muskelwachstums erforderlich sind.

Allerdings hatten die Wissenschaftler bei ihren Versuchen gar nicht Kraftsportler oder Bodybuilder, sondern die vielen gebrechlichen Personen im Sinn, denen das Verfahren helfen könnte, ihren Körper, ohne sich groß zu bewegen, möglichst kräftig und leistungsfähig zu erhalten. Und das funktionierte tatsächlich ganz ohne Gewichte, Schweiß und Schinderei, sondern einzig und allein durch intensives Denken.

Was so alles in der Zeitung steht

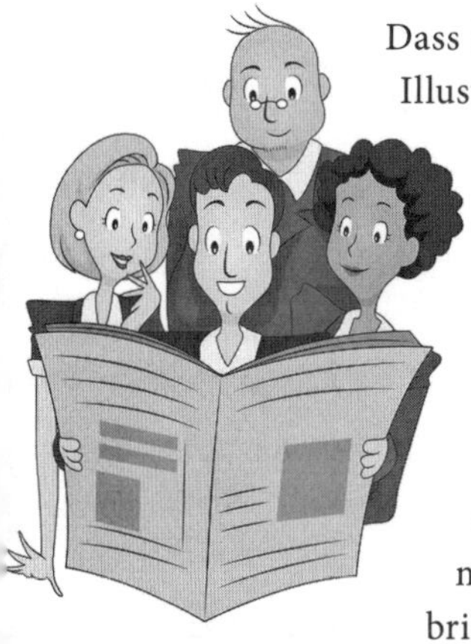

Dass in jeder Zeitung und in jeder Illustrierten etliches steht, was so nicht richtig ist, geben selbst Journalisten und Redakteure zu. Doch um derartige »Enten« geht es im Nachfolgenden gar nicht, sondern vielmehr um so etwas wie schriftliche Versprecher, die den aufmerksamen Leser immer wieder zum Schmunzeln bringen. Solche Stilblüten findet man zu allen möglichen Themen, natürlich auch zu medizinischen. Ein paar besonders schöne Beispiele gefällig?

Husumer Nachrichten: »In diesem Rahmen sollen gegen 16 Uhr treue Mitarbeiter geehrt und danach bei einem gemütlichen Beisammensein gegrillt werden.«

Vital: »Bei asiatischen Männern schlug das Testosteron besser an. Es verhütete bei ihnen zu 100 Prozent eine Schwangerschaft.«

Bild: »Der Tod führt zum Verlust des Bewusstseins.«

Bild: »Deutschlands größter Pechvogel der Landstraße brach sich im Schlaf drei Beine, drei Rippen, zwei Füße und einen Arm.«

Alfelder Zeitung: »Der Verletzte überstand den Unfall ohne Verletzungen.«

Bonner Rundschau: »Er wachte bewusstlos in Malaga auf.«

Frankfurter Abendblatt: »Jeder siebte Gesunde war krank.«

Leipziger Volkszeitung: »Narkose-Experten hin und weg.«

Südkurier: »Die Obduktion ist rechtens, wenn der Patient ihr nicht ausdrücklich widerspricht.«

Bruchsaler Rundschau: »Das Kreiskrankenhaus hat jetzt eine Intimstation.«

Calwer Nachrichten: »Nach der Obduktion steht fest: Willi Bosch ist tot.«

Herzberger Zeitung: »Jede Leiche ist spätestens nach dem Eintritt des Todes in die Leichenhalle zu überführen.«

Ärztezeitung: »In dem Bericht ›Vakzine gegen multibazillär ausgelöste Lepra‹ ist uns zu unserem Bedauern ein Fehler unterlaufen. Auf dem dazugehörigen Foto ist ein Leprakranker abgebildet und nicht, wie irrtümlich angegeben, der Referent.«

Hamburger Abendblatt: »Der 56-jährige Politiker erlag gegen 23.20 Uhr einem Herzinfarkt und starb zehn Minuten später.«

Oberbayerisches Volksblatt: »... erlitt der hinten mitfahrende kinderarzt PO-latzwunden und Prfellunge. ›ÜPber den Zustand der Säuflinge‹, so ein Polizeisprecher, ›iust us nihts bekannt.‹«

Waiblinger Kreiszeitung: »Bei der Geburt ist künftig auch die Mutter dabei.«

Bunte: »Dann saß sie da wie erstarrt. Nur ihr Kopf wackelte. So verging eine Woche.«

Wirtschaftswoche: »Es ist leider kein Witz, dass es Beamte gibt, die sich ernsthaft überlegen, wie sie Krankheit, Kur und Nachkur so übers Jahr verteilen, dass auch noch genügend Zeit verbleibt, in der sie ihren Urlaub nehmen.«

Düsseldorfer Express: »Er schnitt fröhlich Grimassen, als hätte er nicht zwei Tage zuvor einen Selbstmord verübt.«

Mindener Tageblatt: »Sämtliche Fahrzeuginsassen außer dem Todesopfer trugen lebensgefährliche Verletzungen davon.«

Welt: »Gut die Hälfte aller gerade examinierten Ärzte sind Frauen, auch 95 Prozent aller Krankenschwestern.«

Süddeutsche Zeitung: »Nach dem Tod eines Patienten ist die Arbeit der Ärzte und Pfleger erledigt.«

(Quelle: Bernd Ellermann: Jeder siebte Gesunde war krank, DTV-Verlag, 1995)

»Blödheit bei tiefen Temperaturen«

So könnte man den medizinischen Begriff »Kälteidiotie« übersetzen. Der existiert nämlich tatsächlich und beschreibt das vollkommen unsinnige Verhalten mancher Erfrierender, die ernsthaft glauben, ihnen sei unerträglich heiß, und die sich, obwohl ihr Körper in Wahrheit schon stark unterkühlt ist, zwanghaft die Kleider vom Leib reißen. Die Kälteidiotie tritt auf, wenn die Körperkerntemperatur unter 32 °C sinkt. In diesem Stadium ist der Erfrierende nicht mehr zu logischem Denken in der Lage, kann sich dem fatalen Ausziehzwang aus eigener Kraft also auch nicht mehr entziehen.

Glück im Unglück

Einer Frau aus Wuppertal passierte das Missgeschick, dass ihr beim Abendessen ein Stück Schnitzel im Hals stecken blieb. Sie keuchte und japste derart verzweifelt nach Luft, dass ihr verzweifelter Ehemann sie in seiner Angst, sie könnte jeden Moment ersticken, kurz entschlossen in sein Auto verfrachtete und mit ihr, viel schneller als erlaubt, in Richtung nächstes Krankenhaus raste. In seiner Hektik übersah er jedoch, dass ein vor ihm fahrender Wagen bremste, und krachte mit voller Wucht in ihn hinein. Das rettete seiner Frau vielleicht das Leben, denn bei dem heftigen Aufprall flog der verschluckte Bissen in hohem Bogen aus ihrem Hals. Wenn das kein Glück im Unglück ist!

Spalte, Grotte, Liebesmuschel

Davon, dass es für das männliche Geschlechtsorgan eine Menge höchst unterschiedlicher Bezeichnungen gibt, war ja schon auf Seite 144 die Rede. Da darf das weibliche Pendant natürlich nicht nachstehen. Hier einige besonders hübsche Beispiele:

Büchse, Dose, Feuchtgebiet, Grotte, Honigtopf, Kätzchen, Liebesmuschel, Lusthöhle, Möse, Muschi, Mumu, Pflaume, Punani, Punze, Pussi, Schätzchen, Schnecke, Spalte, Südpol, Tiefgarage, Venusmuschel, Wundertüte, Zwetschge.

Wille und Pille

Viel besser als ein guter Wille
wirkt manchmal eine gute Pille.

(Wilhelm Busch)

Skurrile Forschung: »Asymmetrie der Hoden beim Menschen und bei antiken Skulpturen«

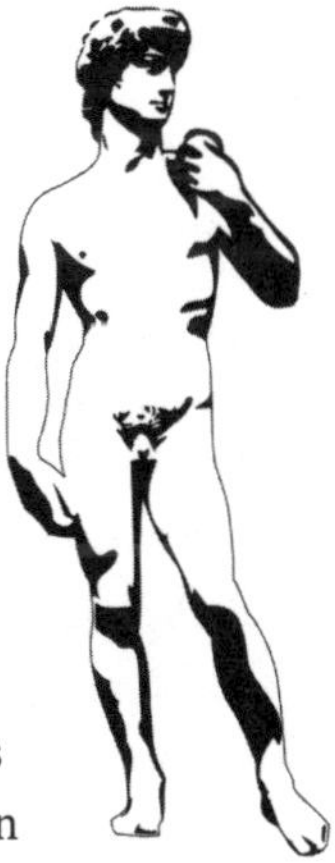

Für die bahnbrechende Arbeit mit diesem Titel erhielt Chris McManus von der Universität London 2002 den Ig-Nobelpreis für Medizin (siehe Seite 15).

Dem Wissenschaftler war aufgefallen, dass bei den ansonsten so realistischen antiken

Männerstatuen stets der rechte Hoden größer ist und höher hängt als der linke. Bei echten Männern ist das jedoch in der Regel keinesfalls so einheitlich: Da hängt grundsätzlich der schwerere Hoden – egal ob rechts oder links – weiter unten. Und da das mit Sicherheit auch schon die alten Bildhauer wussten, muss es nach Ansicht von McManus für die stereotype Darstellung einen Grund geben. Diesen sieht er in der Links-rechts-Symbolik der Griechen, derzufolge die rechte Seite dem männlichen und die linke dem weiblichen Geschlecht zuzuordnen ist. Und weil in der griechischen Antike Männer und damit die rechte Seite deutlich wichtiger waren als Frauen, hängten die Künstler eben auch den rechten Hoden höher als den linken.

Nasenschleim in allen Farben

Eine 32-jährige Frau suchte den Hals-Nasen-Ohren-Arzt mit einem Problem auf, das für den auch alles andere als alltäglich war: Nach dem Naseputzen war der Schleim in ihrem Taschentuch kohlrabenschwarz. Da Analysen des Sekrets auf Bakterien und Pilze keine Erklärung für die außergewöhnliche Färbung brachten, untersuchte der Arzt die Kieferhöhlen endoskopisch. Und dabei glaubte er, der Lösung des Rätsels auf der Spur zu sein, denn im Inneren der mit Schleimhaut ausgekleideten Hohlräume entdeckte er zahlreiche schwarze Pünktchen, die er für abgestorbene Zellen hielt. Also riet er der Patientin zu Nasenspülungen, doch als die Frau zu Hause seiner Anweisung folgte, erschrak sie. Denn gleich die erste Spülung schwemmte etwas ganz Außergewöhnliches aus der Nase: eine Schmetterlingslarve. Damit schien die Sache klar: Die schwarzen Pünktchen waren Insektenkot.

Doch dann hätte die Patientin spätestens nach einigen

Tagen wieder normal schnäuzen müssen. Das war jedoch ganz und gar nicht der Fall, nach wie vor war das schleimige Sekret tiefschwarz. Und das blieb auch so, bis einem anderen konsultierten Arzt plötzlich eine Idee kam: Die Frau trug einen auffälligen schwarzen Lidstrich. Konnte der die Ursache sein? Möglich wäre es immerhin, denn die Tränenflüssigkeit, die mit dem Lidschlag ständig den Augapfel befeuchtet, fließt danach über einen winzigen Kanal in die Nase ab (weswegen wir uns beim Weinen immer auch schnäuzen müssen). Und tatsächlich zeigte sich, dass dieser Kanal bei der jungen Frau ungewöhnlich weit war. Weit genug jedenfalls, um Farbpigmente der Schminke, die in die Augenflüssigkeit gelangt war, durchzulassen. Der Einfall erwies sich als Volltreffer, denn kaum bemalte die Patientin ihre Augen nicht mehr, war es mit dem schwarzen Spuk vorbei. Um ganz sicherzugehen, versuchte sie es danach mal probeweise mit einem blauen Lidstrich, und siehe da: Schon am nächsten Tag war der Inhalt ihres Taschentuchs leuchtend blau.

(Quelle: Martina Frei: Das Mädchen mit den zwei Blutgruppen, Eichborn-Verlag, 2010)

Arztwitz 11

Im medizinischen Staatsexamen führt der Professor eine Studentin zu einem Skelett und fragt: »Ist das das Skelett eines Mannes oder einer Frau?«

Die Studentin betrachtet das Knochengerüst ratlos von oben bis unten.

Der Professor merkt, dass sie keine Ahnung hat, und hilft ihr ein bisschen: »Na, schauen Sie sich doch mal das Becken an. Waren da wohl mal männliche oder weibliche Geschlechtsorgane drin?«

Die Studentin errötet leicht und zuckt mit den Schultern. Schließlich meint sie zaghaft: »Männliche?«

Milde lächelnd antwortet der Professor: »Na ja, vielleicht von Zeit zu Zeit.«

Alles Quatsch!

Zu kaum einem anderen Gebiet gibt es so viele falsche, ja, oft sogar regelrecht bizarre Vorstellungen wie zum menschlichen Körper und speziell zu Gesund- und Krankheit. Und obwohl Zeitschriften, Rundfunk und Fernsehen nicht müde werden, derlei Dinge – teils in aufwendigen Beiträgen und Sendungen – richtigzustellen, halten sich die meisten Mythen fast so hartnäckig wie der Bauch bei Abnehmewilligen. Insofern wird wohl auch die folgende Aufstellung verbreiteter Gesundheits- bzw. Krankheitsmythen kaum Erfolg haben, tief verwurzelte Meinungen zu revidieren. Aber einen Versuch ist es allemal wert.

Mythos: Häufiges Schneiden lässt Haare stärker wachsen.
Wahr ist: Haare sind tote Substanz. Auf das Geschnittenwerden können sie gar nicht reagieren. Dass sie nach dem Schneiden kräftiger wirken, liegt allein daran, dass nun die feine, dünne Spitze fehlt.

Mythos: Bei schwüler Witterung schwitzt man stärker als bei trockener Hitze.
Wahr ist: Man schwitzt beide Male gleich stark, bei schwüler Witterung kann der Schweiß nur schlechter verdunsten und klebt daher am Körper.

Mythos: Weiße Flecken auf den Fingernägeln sind ein Zeichen von Vitamin- oder Mineralstoffmangel.
Wahr ist: Sie sind Folge kleinster Verletzungen des Nagelbetts, meist durch Stöße auf die Fingerspitzen.

Mythos: Lightprodukte machen schlank.
Wahr ist: Wenn sie statt Zucker Süßstoff enthalten, verstärken sie eher das Hungergefühl. Denn der süße Geschmack führt zur Ausschüttung von Insulin, das mit dem Süßstoff jedoch nichts anfangen kann und stattdessen den im Blut vorhandenen Zucker in die Zellen transportiert. Folge: Der Blutzuckerspiegel sinkt, und das führt zu einem zunehmenden Hungergefühl.

Mythos: Der Schlaf vor Mitternacht ist der gesündeste.
Wahr ist: Der individuelle Schlafbedarf ist genetisch festgelegt. Wer früh müde wird, sollte früh zu Bett gehen, wer bis nachts wach bleibt, sollte sich nicht vorher zum Schlafen zwingen.

Mythos: Wer Bier trinkt, bekommt einen dicken Bauch.
Wahr ist: Bier hat sogar einen geringeren Nährwert als andere alkoholische Getränke, etwa Wein. Allerdings wird Bier meist in größeren Mengen konsumiert, besonders gern zu deftigen Speisen. Da kommen dann schon einige Kalorien zusammen.

Mythos: Wer Schweres trägt, kann sich einen Bruch heben.
Wahr ist: Man kann sich gar keinen Bruch heben. Denn ein Nabelbruch – und um den geht es hier – entsteht dadurch, dass Baucheingeweide durch den Leistenkanal unter die äußere Haut dringen. Der Druck, der beim Heben schwerer Lasten im Bauchraum entsteht, reicht bei intaktem Leistenkanal aber niemals aus, Darmschlingen hindurchzupressen.

Mythos: Wer Waldbeeren isst, riskiert, die Fuchsbandwurmkrankheit zu bekommen.
Wahr ist: Das größte Risiko, Eier des Fuchsbandwurms aufzunehmen, geht man bei der direkten Berührung eines Fuchses und – vor allem in ländlichen Gebieten – beim Umgang mit Haushund oder -katze ein, in deren Fell sich oft Eier finden. Weltweit ist kein einziger Fall bekannt, bei dem sich jemand nachweislich durch den Genuss von Waldbeeren angesteckt hätte.

Mythos: Gegen einen Zeckenbiss schützt man sich in Wald und Feld am besten, indem man eine Kopfbedeckung trägt.
Wahr ist: Zecken lassen sich nicht von Bäumen auf ihre Opfer fallen, sondern werden von diesen von Gras oder Büschen »abgestreift«. Viel sinnvoller als Hut oder Mütze sind daher geschlossene Schuhe und lange Hosen.

Mythos: Wer viel trinkt, behält eine glatte Haut.
Wahr ist: Mit dem Älterwerden wird die Haut dünner, starrer, brüchiger und legt sich in Falten. Je nach bestimmten inneren und äußeren Faktoren ist das von Mensch zu Mensch unterschiedlich und weitgehend genetisch festgelegt. Nachweislich lassen aber auch intensive Sonnenbestrahlung und starkes Rauchen die Haut schneller altern und damit faltiger werden. Flüssigkeitsmangel spielt dagegen eine vernachlässigbar geringe Rolle.

Mythos: Hornissenstiche sind viel gefährlicher als Bienen- oder Wespenstiche.
Wahr ist: Hornissen stechen äußerst ungern. Wenn sie es doch mal tun, sind die Stiche kein bisschen gefährlicher – und auch nicht schmerzhafter – als diejenigen von Wespen oder Bienen. Gefährlich sind sie nur für Allergiker, aber das gilt für Bienen- und Wespenstiche genauso.

Krawatten sind schlecht für die Augen

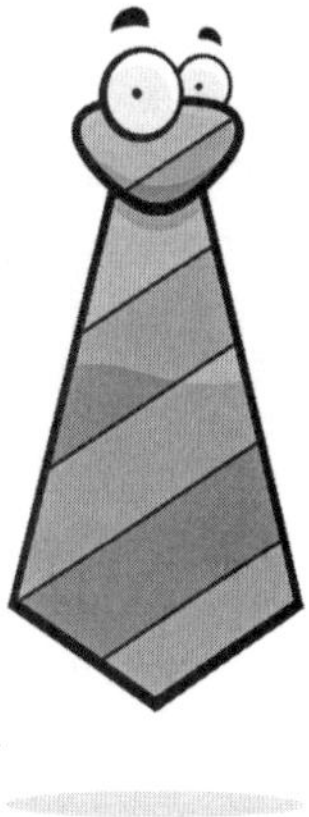

Es ist schon bemerkenswert, was alles erforscht wird, worüber man Studien anstellt und was man dabei herausfindet. So haben New Yorker Mediziner festgestellt, dass Männer, die im Beruf ständig Anzug und Schlips tragen, öfter einen hohen Augeninnendruck haben als ihre Geschlechtsgenossen, die die meiste Zeit mit offenem Hemdkragen herumlaufen. Sofort gerieten die Krawatten in Verdacht, und tatsächlich hat eine groß angelegte Untersuchung bestätigt, dass diese, vor allem wenn sie sehr eng am Hals anliegen, den Druck in den Augen ansteigen lassen. Bei knapp 70 Prozent der Männer war dieser Zusammenhang klar messbar. Das wäre ja nun nicht weiter schlimm, wenn nicht ein hoher Augeninnendruck massiv das Risiko erhöhen würde, an Grünem Star (Glaukom) zu erkranken. Und der kann schlimmstenfalls zur Erblindung führen. Männern, die häufig Krawatte tragen, ist deshalb dringend anzuraten, diese so locker wie möglich um den Hals zu wickeln.

Wo zum Teufel ist der Blinddarm?

In Österreich erfuhr ein Patient, der wochenlang unter heftigen Leibschmerzen gelitten hatte, nach einer Blinddarmoperation Seltsames: Der Chirurg habe seinen Blinddarm leider nicht gefunden, obwohl er ihn über zwei verschiedene Bauchzugänge gesucht habe. Offenbar sei der entsprechende

Darmabschnitt verrutscht, und der Patient möge doch dem nächsten Operateur mitteilen, dass er ein Stück oberhalb der rechten Narbe suchen solle. Tatsächlich hatte der Mann nicht nur einen, sondern gleich zwei Operationswunden: eine von etwa 14 Zentimeter Länge unterhalb des Nabels und eine weitere am rechten Unterbauch.

Als er sich dann kurze Zeit darauf in einer anderen Klinik in Wien operieren ließ, fand der Chirurg den Blinddarm problemlos. Doch wieder musste er dem bedauernswerten Patienten eine unerfreuliche Mitteilung machen: Er habe zwar sicherheitshalber den Wurmfortsatz des Blinddarms entfernt, aber der sei gar nicht die Ursache der Beschwerden gewesen. Die seien nämlich von einer Magenschleimhautentzündung (Gastritis) ausgegangen, und die müsse erst noch behandelt werden.

(Quelle: www.spiegel.de/panorama, 20.09.2002)

Klingt doch gleich viel besser

Natürlich kann man Schimpfwörter, Flüche und andere unanständige Äußerungen seinem Gesprächspartner grob ins Gesicht schleudern. Viel edler und vornehmer klingt das Ganze jedoch, wenn man sich dabei der medizinischen Fachterminologie bedient.

Armleuchter!	Brachioluminator!
Arschloch!	Analforamen!
Das geht mir am Arsch vorbei!	Das tangiert mich paraanal!
Du kriegst den Arsch nicht hoch!	Du bist glutaealimpotent!
Giftzwerg!	Nanotoxiker!

Kotzbrocken!	Partialvomitus!
Lahmarsch!	Glutaealparalytiker!
Quatschkopf!	Oralinkontinenzler!
Scheiße aussehen	Faekal anmuten
Scheißegal!	Faekalequlibriert!
Schlappschwanz!	Penisastheniker!
Schleimscheißer!	Mukodefäkator!
Unter aller Sau!	Total subsuidal!
Fettsack!	Adipöses Scrotum!

Länger leben durch schöne Brüste

Im Grunde haben Männer das schon immer gewusst, aber nun ist es offiziell: Zehn Minuten lang nackte Frauenbrüste zu betrachten, ist für einen Mann genauso gesund wie eine halbe Stunde Sport. Zumindest kommt eine Studie, die im *New English Journal of Medicine* veröffentlicht wurde, zu diesem Ergebnis. Demnach beschleunigt die sexuelle Erregung den Herzschlag und regt den Blutkreislauf an, wodurch sich das Risiko für einen Schlaganfall oder einen Herzinfarkt glatt halbiert. Zusammenfassend stellten die Forscher fest, dass ein Mann, der regelmäßig große Frauenbrüste betrachtet, vier bis fünf Jahre länger lebt als seine Geschlechtsgenossen, denen dieses Vergnügen verwehrt bleibt.

Hätten Sie gewusst ...? 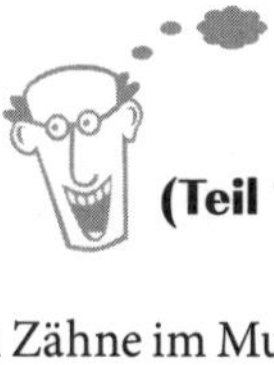 (Teil 10)

… dass fünf von 1000 Neugeborenen schon Zähne im Mund haben, wobei die größte Anzahl bislang neun betrug?

… dass die Temperatur in unseren Nieren durchschnittlich 41,3 °C beträgt?

… dass der menschliche Rekord im lauten Brüllen bei 128 Dezibel liegt (wobei man wissen muss, dass 130 Dezibel die Schmerzgrenze darstellen und am Arbeitsplatz ab 90 Dezibel ein Hörschutz vorgeschrieben ist)?

… dass in jedem Quadratzentimeter Haut 500 Nervenzellen sitzen?

… dass jeden Tag etwa ein Liter Flüssigkeit vom Dünn- in den Dickdarm gelangen, die dort zu 90 Prozent dem Speisebrei entzogen wird, sodass nur rund 100 Milliliter mit dem Stuhl ausgeschieden werden?

… dass wir jeden Tag etwa 600 Mal unseren Speichel herunterschlucken?

… dass neu gebildete Fingernagelmasse etwa 150 Tage benötigt, bis sie vom Nagelbett bis zur Spitze gelangt ist?

… dass unser Darm jeden Tag ca. 250 Gramm Zellen abstößt, die beim Stuhlgang ausgeschieden werden und einen beträchtlichen Teil der Exkremente ausmachen?

… dass die Gesamtlänge aller Blutgefäße in einem Quadratzentimeter Haut etwa einen Meter beträgt?

… dass die Fingernägel eines Menschen, wenn man sie nie schneiden würde, im Lauf des Lebens fast 60 Meter lang würden?

… dass ein Mensch in seinem Leben durchschnittlich etwa 14 000 Liter Schweiß produziert?

… dass nur Menschen und einige Menschenaffen in der Nase popeln können?

… dass Wimpern nur knapp zwei Monate lang wachsen und dann nach kurzer Ruhezeit ausfallen?

(Fortsetzung Seite 209)

Blind durch neue Hüfte

Eine 58-Jährige litt unter merkwürdigen Beschwerden: Seit einigen Monaten sah sie immer schlechter, klagte über Taubheitsgefühl in Händen und Füßen, und auch das Gehör ließ immer mehr nach. Umfangreiche Untersuchungen brachten keine Erklärung. Weder fanden die Ärzte bei der Patientin einen Tumor noch Anzeichen für eine Stoffwechselstörung oder eine Infektion. Und die geringe Schilddrüsenunterfunktion, die sie diagnostizierten, konnte an den Beschwerden nicht schuld sein. Erst als das Blut der Frau auf alle möglichen Inhaltsstoffe hin analysiert wurde, kam man der Sache auf die Spur: Der Gehalt an Kobalt war mehr als 150 Mal höher als normal. Und eine derart hohe Kobaltmenge ist durchaus in der Lage, wichtige Enzyme zu blockieren und damit den Zellhaushalt komplett durcheinanderzubringen.

Doch wie kam das viele Kobalt in den Körper der Frau? Die Lösung war ihr neues metallenes Hüftgelenk. Das hatte sie vor einiger Zeit bekommen, weil der Keramikkopf der bisherigen Endoprothese gebrochen war. Und der neue Kopf enthielt neben etlichen anderen Metallen auch Kobalt. Das bleibt dort normalerweise auch gebunden und ist für den Hüftoperierten daher völlig ungefährlich. Bei der Patientin waren jedoch im schmalen Spalt zwischen Gelenkpfanne und -kopf winzige Keramiksplitter übersehen worden. Und die hatten die ganze Zeit an dem Metall gerieben und das Kobalt freigesetzt. Also blieb keine andere Wahl, als das künstliche Gelenk wieder zu entfernen, woraufhin es der Frau bald wieder besser ging, wenn auch ihr Sehvermögen nach wie vor stark eingeschränkt blieb. Nach dieser Erfahrung verzichtete sie dann allerdings auf eine dritte künstliche Hüfte und muss seither mit einer Stützvorrichtung zwischen Oberschenkel und Beckenschaufel zurechtkommen. Dazu ist sie zwar auf eine Gehhilfe angewiesen, kann aber immerhin schmerzfrei laufen. Und auch wieder einigermaßen sehen und hören.

(Quelle: Martina Frei: Das Mädchen mit den zwei Blutgruppen, Eichborn-Verlag, 2010)

Zähne

Am Anfang sind die Zähne recht,
wir reißen damit Bäume aus.
Dann werden sie allmählich schlecht
und müssen nacheinander raus.
Wenn dann das Alter an uns nagt,
ist da kein Zahn mehr weit und breit.
Als letzter Zahn, der uns noch plagt,
bleibt schließlich nur der Zahn der Zeit.

(Jürgen Brater)

Herz gesund, Patient tot

Wegen Mordes an einer alten Frau wurde Manuel Quintana von einem Gericht im US-Staat Virginia zum Tod verurteilt. Doch während er noch auf die Vollstreckung wartete, erlitt er einen schlimmen Herzanfall, und nur eine sofortige Notoperation rettete sein Leben. Danach ging es ihm von Tag zu Tag besser, bis er sich schließlich wieder so wohlfühlte, dass man das Urteil endlich vollstrecken konnte.

(Quelle: Bernd Ellermann: Jeder siebte Gesunde war krank, DTV-Verlag, 1995)

Zahn um Zahn

Das menschliche Gebiss besteht, wenn es vollständig ist, aus 32 Zähnen. Und in seltenen Fällen kommt es vor, dass sogar noch ein weiterer Zahn, also Nummer 33, vorhanden ist. Doch wie der Inder Kanchan Rajawat und der Italiener Luca Mariano beweisen, ist auch das noch nicht das Ende der Fahnenstange. In den Mündern der beiden finden sich – vermutlich infolge eines genetischen Defekts – nämlich jeweils 35 voll ausgebildete Zähne. Das ist Weltrekord.

(Quelle: Guinness World Records, 2013)

Mit kollegialen Grüßen …

Wer Arzt werden will, studiert Medizin und nicht Deutsch. Das merkt man – auch wenn es unter den Medizinern erstaunlich viele bedeutende Schriftsteller gibt (s. Seite 97) – der Mehrzahl von ihnen deutlich an. Ihre Berichte, Gutachten und Briefe sind voll von kuriosen, widersprüchlichen, missverständlichen Formulierungen, die man getrost als Stilblüten bezeichnen kann. Dabei muss allerdings zur Ehrenrettung der Doktoren fairerweise angemerkt werden, dass es nicht selten die Schreibkräfte sind, die sich schlicht vertippen oder das Diktierte miss- oder überhaupt nicht verstehen und es so zu Papier bringen, wie es ihnen richtig erscheint. Hier sind ein paar hübsche Beispiele (in Klammern: so hätte es heißen müssen):

»Der Schwerpunkt des Patienten lag auf seinem Übergewicht.«
»Es ist ein Schwerbehindertenausweis mit einem 50-prozentigen Grad der Entbindung (Erblindung) vorhanden.«

»Die zum Tode führende Behandlung begann am 15. September.«
»Der Patient verließ gegen eigenen Rat und auf ärztlichen Wunsch die Klinik.«
»Todesursache: Exitus letalis.«
»Der Patient hatte am Nachmittag Besuch von seiner Ehefrau. Ansonsten keine Beschwerden.«
»Es waren äußerst scherzhafte Wunden an beiden Beinen.«
»Der Patient litt an einem akuten Duschgangssyndrom (Durchgangssyndrom).«
»Der entfernte Tumor aus dem Unterbauch ist nussbaumgroß.«
»Koloskopisch betätigte (bestätigte) sich ein Rektumkarzinom.«
»Die Patientin hat nach Rücksprache mit mir weiterhin Unterleibsschmerzen.«
»In diesem Stadion ist die Krankheit nicht mehr aufzuhalten.«
»Frau R. ist 55 und hat seit einigen Jahren Männerpause (Menopause).«
»Frau P. sprang plötzlich auf und war nur mit mehreren Pflegern wieder ins Bett zu bekommen.«
»93-jährige Patientin in deutlich vorgealtertem Allgemeinzustand.«
»Der Patient lernte wieder, Treppen zu steigen, und die Gehwege innerhalb des Hauses wurden deutlich länger.«
»Herr R. ist trotz der Behandlungsmaßnahmen noch immer nicht als LKW einsetzbar.«
»Am 5. Tag war das Kind nach Abklingen der guten (akuten) Symptomatik wieder frei (fieberfrei).«
»Wir entließen die Patientin in ihre gewohnte asoziale Umgebung.«
»Innerhalb kürzester Zeit waren keine wesentlichen Fortschritte zu erreichen.«

»12:30: Patient hat Tee getrunken und eine Banane gegessen. 13:15: Patient hat sich übergeben, Tee und Banane wieder draußen.«

»Dr. Müller hat operativ einen Nierenstein entfernt, bei dem Sie jederzeit Rückfrage halten können.«

»Beide Eltern der Patientin leben noch, obwohl sie seit 21 Jahren in ärztlicher Behandlung sind.«

»... sodass die Patientin zunehmend in den Stationsalltag intrigiert (integriert) werden konnte.«

»Wir haben Herrn G. über die strikte Notwendigkeit des Alkoholkonsums aufgeklärt.«

»Bei Frau L. wurde eine Unterleibsentfernung durchgeführt.«

»Sie fiel auf den Rücken und bekam akute Lustnot (Luftnot).«

»Es erfolgte ein steriles Abdecken und Abwaschen des Armes in übler Weise.«

»Der Patient erklärte, er habe Stuhl im Blut bemerkt.«

»Der Verletzten wurde empfohlen, sich zunächst mal für eine Stunde umlegen zu lassen.«

»Der von Ihnen beim Telefonieren durchgegebene Restharn betrug 150 ml.«

»Gerade Patienten mit rheumatischen Schmerzen bekommen relativ häufig zu hören, dass sie irgendwo lernen müssen, mit dem Scherz zu leben.«

(Quelle: Bernd Ellermann: Jeder siebte Gesunde war krank, DTV-Verlag, 1995)

Der verpflanzte Rhesusfaktor

Ein Mädchen aus Australien verblüffte die medizinische Fachwelt mit einer Sensation: Bevor sie eine neue Leber eingepflanzt bekam – die alte war wegen eines sehr seltenen Leidens nicht mehr funktionstüchtig –, hatte sie Blutgruppe 0 negativ gehabt, das heißt, ihr Blut hatte keinen Rhesusfaktor aufgewiesen. Nach der Operation war das plötzlich anders: Die Blutgruppe hatte sich in 0 positiv verwandelt, der Rhesusfaktor war auf einmal da, was im Prinzip bedeutete, dass nicht nur die Leber der Patientin, sondern auch ihre Blutgruppe neu war. Auch die hatte sie offensichtlich von dem Organspender übernommen.

So etwas hatte es bis dahin nicht gegeben, lässt sich aber durchaus erklären. Denn jede Leber enthält auch blutbildende Zellen. Und die waren bei dem jungen Mädchen offenbar ins Knochenmark vorgedrungen und hatten dort die eigenen Blutstammzellen verdrängt. Woraufhin nur noch rote Blutkörperchen mit dem Merkmal 0 positiv gebildet wurden. Das hatte für das Mädchen einen riesigen Vorteil. Denn nun bestand keine Gefahr mehr, dass die neue Leber von den Abwehrzellen des bisherigen Blutes abgestoßen wurde. Das verpflanzte Organ hatte seine eigene Blutgruppe und die organschützenden Eigenschaften gewissermaßen gleich mitgebracht.

(Quelle: Martina Frei: Das Mädchen mit den zwei Blutgruppen, Eichborn-Verlag, 2010)

Ahnungslose Ärzte

Natürlich sind Ärzte keine Hellseher und können deshalb trotz aller Fachkenntnisse kaum beurteilen, wie sich bahnbrechende technische Neuerungen gesundheitlich auf die beteiligten Menschen auswirken werden. Daher ist es doch sehr erstaunlich, dass sich immer wieder einige von ihnen zu Prognosen hinreißen lassen, die nicht nur mehr als gewagt sind, sondern sich im Nachhinein sogar als ganz und gar haltlos erweisen. Zwei bemerkenswerte Beispiele:

Vor dem Bau der ersten Eisenbahnlinie in England, die schließlich auf intensives Betreiben des Erfinders George Stephenson erfolgte, warnten nicht nur Ingenieure und Wissenschaftler davor, dass das Vorhaben niemals gelingen könne, sondern auch Mediziner machten ihren Bedenken lauthals Luft. Ihrer Meinung nach setzten sich Menschen bei der Nutzung des neuen Verkehrsmittels ungeheuren gesundheitlichen Gefahren wie Schwindel, hartnäckigem Husten bis hin zu Krampfanfällen aus. Besonders krass äußerte sich der Pariser Professor Aragos, ein Mitglied der französischen Akademie der Wissenschaften, der in einem Gutachten allen Ernstes behauptete: »Die schnelle Beförderung der Reisenden kann eine Gehirnkrankheit, das ›Delirium furiosum‹, auslösen. Ich kann mir nicht vorstellen, dass sich jemand dieser grässlichen Gefahr aussetzt. Falls aber doch, so muss der Staat wenigstens die Zuschauer schützen, indem er die Bahnstrecke beiderseits mit hohen Zäunen einfassen lässt.« Und der britische Naturphilosoph und Astronom Dionysius Larder warnte seine Landsleute allen Ernstes: »Zugfahrten mit hoher Geschwindigkeit sind unmöglich. Die Passagiere können bei diesem hohen Tempo nicht mehr atmen und müssen qualvoll ersticken.« Englische Bauern fürchteten gar, die zischenden und dröhnenden schwarzen Ungetüme auf den Schienen könnten die Weidekühe derart in Panik versetzen, dass die Tiere vor lauter Schreck keine Milch mehr gäben.

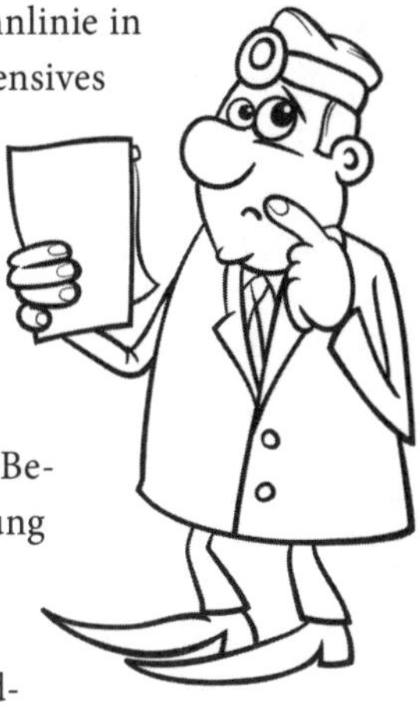

All das sagten die selbst ernannten Experten schon für eine Reisegeschwindigkeit von gerade mal 30 Stundenkilometern voraus. Heute rasen Züge zehn Mal so schnell über die Schienen, und die Insassen steigen an ihrem Ziel wohlbehalten aus, ohne dass während der Fahrt irgendetwas Außergewöhnliches passiert, der Lokführer ins Delirium verfallen oder gar einer der Reisenden jämmerlich erstickt wäre.

Bevor der Astronaut John Glenn am 20. Februar 1962 an Bord der »Friendship 7« zum ersten bemannten Raumflug der NASA startete, warnten ihn die Ärzte, in der Schwerelosigkeit könne ihm eine ganze Menge zustoßen. So sei es durchaus möglich, dass sich seine Augäpfel verformten, woraufhin es ihm beim Wiedereintritt in die Atmosphäre unmöglich wäre, die Raumkapsel selbstständig zu lenken. Außerdem befürchteten sie, Glenns Innenohr werde in der Schwerelosigkeit nicht mehr funktionieren, und die die daraus resultierende Gleichgewichtsstörung werde ihn vollständig lähmen. Ohne die Hilfe der Gravitationskraft der Erde, so die Experten, sei es ihm zudem mit ziemlicher Sicherheit nicht möglich, zu schlucken, und er müsse elend verhungern und verdursten.

Doch der Astronaut überstand den Flug nicht nur gänzlich ohne Blessuren, sondern lebt auch noch heute – 50 Jahre später – gesund und fröhlich unter uns.

Wieder gesund

Öffne freudig deine Kehle,
singe schmerzenlos dein Lied,
in das Lied leg deine Seele,
wie es dunkel sie durchzieht.

Aber kann ich denn wohl singen,
da die Freude mich verwirrt,
Tränen aus dem Herzen dringen
Und das Auge trunken irrt?

Ach, ich weiß mich nicht zu fassen,
bin mir selber nicht bewusst.
Der nur weiß mein Glück zu fassen,
der wie ich entbehrt der Lust.

Und so stamm'l ich nun und fühle,
singen, sprechen kann ich nicht.
Jedes Wort wird zum Gefühle,
jeder Laut ist mir Gedicht.

(Wilhelm von Eichendorff)

Kimmelstiel, Kussmaul, Zuckerkandl

Erstaunlich viele medizinische Fachbegriffe enthalten Eigennamen. In der Regel sind das diejenigen der jeweiligen Entdecker oder Entwickler. So gibt es unter anderem:

die Bärensprung-Krankheit
(bakterielle Hauterkrankung)
das Biernacki-Zeichen
(Symptom im Spätstadium der Syphilis)
das Kimmelstiel-Wilson-Syndrom
(Nierenkrankheit)
die Kussmaul-Atmung
(für Diabetiker typische Art zu atmen)
das Ledderhose-Syndrom
(Sehnenerkrankung am Fuß)

die Metzenbaum-Operation
(Operation am Nasenknorpel von Kindern)

das Nievergelt-Syndrom
(Knochenverbiegungen an Armen und Beinen)

das Nothnagel-Syndrom
(Hirnschädigung mit charakteristischer Nervenlähmung)

das Panayiotopoulos-Syndrom
(gutartige Epilepsieform bei Kindern)

die Warthin-Finkeldey-Riesenzellen
(spezielle Zellen bei Masernkranken)

das Zuckerkandl-Organ
(Ansammlung von Nervenzellkörpern im Bauchraum)

Gelb, gesund und kein Chinese

Der Fall einer jungen Frau – wohlgemerkt keiner Chinesin – gab den Ärzten Rätsel auf: Ihre Haut war von Kopf bis Fuß gelblich verfärbt, aber sowohl ihre Leber als auch ihre Bauchspeicheldrüse waren vollkommen gesund. Beide Organe können nämlich für eine solche Gelbsucht verantwortlich sein. Diese kommt dadurch zustande, dass das beim Abbau verbrauchter roter Blutkörperchen entstehende Bilirubin in der Leber nicht, wie es eigentlich sein sollte, in eine wasserlösliche, farblose Substanz abgebaut wird, sondern in den Dünndarm gelangt und sich danach allmählich in allen möglichen Geweben ablagert. Das kann unter anderem passieren, wenn Mengen roter Blutkörperchen derart plötzlich zerfallen, dass die Leber mit der Umwandlung der gewaltigen

Bilirubinmenge überfordert ist. Da der Farbstoff über die Gallenblase in den Zwölffingerdarm abgesondert wird, können aber auch Gallensteine, die den Abfluss verstopfen, schuld an der Störung sein. Schließlich ist es auch möglich, dass ein Tumor der unmittelbar benachbarten Bauchspeicheldrüse den Ausführungsgang der Gallenblase zudrückt. Aber all das war bei der gelben Frau eindeutig nicht der Fall. Warum dann die merkwürdige Verfärbung?

Des Rätsels Lösung fand ein Arzt, der die Patientin eingehend nach ihren täglichen Gewohnheiten befragte. Denn dabei erfuhr er, dass sie aufopferungsvoll ein uraltes, blindes Meerschweinchen versorgte, das mit seinen wenigen noch vorhandenen Zähnen nicht in der Lage war, die ihm dargebotene Nahrung zu zerbeißen. Um dem Tier zu helfen, hatte die Frau sich deshalb angewöhnt, das Tierfutter jedes Mal selbst gründlich vorzukauen. Und weil das größtenteils aus Karotten bestand, blieb es gar nicht aus, dass die fürsorgliche Frau davon jeden Tag selbst ein bisschen verschluckte. Wenn man das aber nur lange genug tut, kann es durchaus sein, dass sich das in den Rüben enthaltene gelbe Karotin in den eigenen Geweben und eben auch in der Haut einlagert. Mediziner sprechen in einem solchen Fall von »Pseudoikterus«, was so viel bedeutet wie »scheinbare Gelbsucht«. Mit diesem Wissen war die Behandlung einfach: Fortan verzichtete die Frau auf das gut gemeinte Vorkauen und zerkleinerte die Karotten stattdessen im Mixer. Daraufhin ging die gelbe Verfärbung ziemlich schnell zurück, und die Haut nahm nach und nach wieder ihre ursprüngliche Farbe an.

(Quelle: Martina Frei: Das Mädchen mit den zwei Blutgruppen, Eichborn-Verlag, 2010)

Arztwitz 12

Kommt ein Tscheche zum Augenarzt. Der hält ihm eine Tafel mit den Buchstaben C Z W X N Q Y S T A C Z vors Gesicht und fragt: »Können Sie das lesen?«

»Was heißt hier lesen?«, ruft der Tscheche erstaunt. »Ich kenne den Kerl!«

Anleitung in Ärztisch

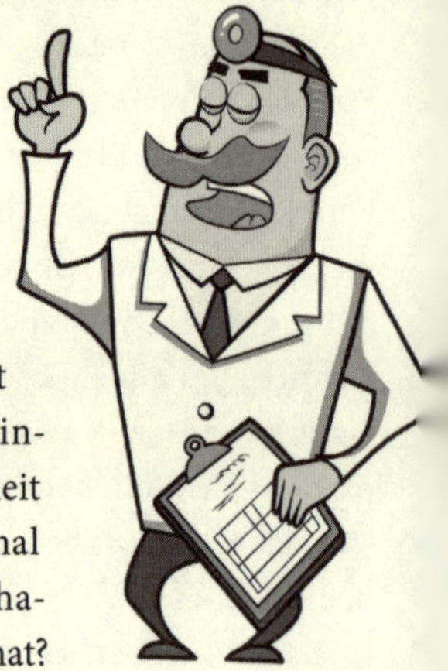

Wollen Sie Verwandte, Freunde oder Bekannte mal mit Diagnosen überraschen, die ihnen die Sprache verschlagen? Wollen Sie sie nach einem Arztbesuch mit der ungemein fachmedizinisch klingenden Bezeichnung einer Krankheit beeindrucken, obwohl Sie wieder mal kein Wort von dem verstanden haben, was der Doktor Ihnen erklärt hat? Nichts leichter als das. Sie müssen nur aus jeder Spalte ein Wort nehmen und das beliebig mit den Wörtern der anderen Spalten zusammenfügen. So könnten Sie also beispielsweise behaupten, Sie litten unter »multiplen pseudomembranös tingierten Miasmen« oder »polykausalen exogen stagnierenden Ödemen«. Klingt das nicht großartig? Weitere eindrucksvolle Diagnosebausteine:

lokalisierte	habituell	tingierte	Spasmen
generalisierte	vegetativ	mazerierende	Ödeme
multilokuläre	pseudomembranös	imponierende	Invaginationen

multiple	zerebral	sezernierende	Fissuren
singuläre	ubiquitär	rezidivierende	Divertikel
monokausale	thorakal	persistierende	Petechien
polyglobuläre	intestinal	palpable	Frakturen
polykausale	endogen	ulzerierende	Inflammationen
innumerable	exogen	manifestierte	Miasmen
temporär	idiopathisch	imponierende	Läsionen
permanent	anaphylaktisch	resorbierende	Hämangiome
definitiv	irreversibel	stagnierende	Neuropathien

Aller guten Dinge sind drei

Ein 27-jähriger Amerikaner, der an einer schweren Nierenfunktionsstörung litt, hatte das Glück, dass seine gesunde Schwester bereit war, ihm eine ihrer Nieren zu spenden. Das Organ wurde erfolgreich verpflanzt, doch schon am zweiten Tag nach der Operation zeigten sich bei dem jungen Mann dieselben Symptome wie vorher, das heißt, die neue Niere war im Begriff, genauso ihren Geist aufzugeben wie die entnommene. Den Ärzten blieb folglich nichts anderes übrig, als das gerade implantierte Organ sofort wieder aus dem Körper des Patienten zu entfernen. Doch anstatt die bereits nicht mehr voll funktionsfähige Niere zu entsorgen, entschlossen sie sich, sie mit Zustimmung der Ethikkommission einem 66-jährigen Diabetiker einzusetzen, der sich auf einem derart aussichtslosen Platz der Warteliste befand, dass er in absehbarer Zeit nicht mit einem neuen Organ rechnen konnte. Und siehe da, das Risiko wurde belohnt: Im Körper des alten Herrn erholte sich die Niere erstaunlich schnell, und schon nach etwa zehn Tagen zeigte eine Gewebeprobe, dass sie wieder vollkommen intakt war. Somit war Nierenbesitzer Nummer drei, der mit dem zwei Mal verpflanzten Organ bald wieder ein normales

Leben führen konnte, der eigentliche Glückspilz der ganzen Aktion.

Die Medizin

»Komm, Herzchen, nimm die Medizin,
dann wird das Fieber gut!
Das Schreien, Kind, hat keinen Sinn!
Nimm, Schatz, und zeige Mut!«

»Ach, Mütterchen!« Der kleine Mann
guckt scheu. »Dir glaub' ich schon!
Doch wenn ich's halt nicht nehmen kann?«
»Wer muss, der kann, mein Sohn!«

Er hielt die Augen zugedrückt
und schluckte wie ein Held,
hat lächelnd zu mir aufgeblickt:
»Jetzt war ich tapfer, gelt!«

»Nun lern' ich, liebes Kind, von dir!
Und tritt mich Bittres an,
das schwer sich trägt — so denk' ich mir:
Ich muss, ich will, ich kann!«

(Mathilde von Bayern)

Wie zeugt man Kinder?

Ein chinesisches Ehepaar – er mit Doktortitel, sie mit Master-Abschluss – suchte einen Arzt auf, weil die Frau auch nach drei Jahren Ehe keine Anstalten machte, schwanger zu werden.

Das war für den Mediziner nicht außergewöhnlich, skurril wurde die Angelegenheit jedoch, als er die beiden nach ihrem Sexualleben befragte. Dabei stellte sich nämlich heraus, dass sie seit ihrer Hochzeit noch kein einziges Mal Geschlechtsverkehr miteinander gehabt hatten. Beide waren der Meinung gewesen, im selben Bett nebeneinander zu schlafen reiche aus, ein Kind zu zeugen. Entsprechend überrascht waren sie, als der Arzt sie endlich aufklärte. Mit hochrotem Kopf »entschuldigten« sie ihr Unwissen damit, sie hätten sich von Kind auf nur um die Schule und später um Ausbildung und Karriere gekümmert. Was in puncto Schule allerdings nicht ganz stimmen kann, denn zumindest im Biologieunterricht scheinen beide fest geschlafen zu haben.

Was Zehennägel über das Herz sagen

Rauchen ist ein maßgeblicher Risikofaktor für Herzinfarkt und Schlaganfall, von Lungenkrebs gar nicht zu reden. Weil das allgemein bekannt ist, ist es kein Wunder, dass viele Patienten, wenn sie von ihrem Arzt nach ihrem Zigarettenkonsum befragt werden, nicht ehrlich sind. Deshalb haben Forscher der Universität von Kalifornien nach einem Körperteil gesucht, an den man erstens leicht herankommt, der zweitens zuverlässig Auskunft über das im Organismus angesammelte Nikotin liefert und dessen Werte sich drittens vom Patienten praktisch nicht verändern lassen. Und sie sind tatsächlich fündig geworden, aber nicht etwa in irgendwelchen schwer zugänglichen Geweben, sondern – man höre und staune – in den Zehennägeln. Die wachsen nämlich nicht nur sehr langsam, sondern speichern dabei auch eine Menge der im Körper vorhandenen Substanzen, so auch Nikotin.

Dann wollten die Wissenschaftler wissen, ob der so ermittelte Wert auch wirklich etwas über das individuelle Herzinfarktrisiko aussagt. Dazu bestimmten sie bei 240 000 Studienteilnehmern die Menge des in den Zehennägeln vorhandenen Nikotins und hielten anschließend über einen längeren Zeitraum fest, wie viele und vor allem welche Probanden einen Infarkt erlitten. Tatsächlich waren das bei den Versuchspersonen mit hoher Nagel-Nikotin-Konzentration mehr als drei Mal so viele wie bei denen mit geringem Wert. Anhand der Zehennägel lassen sich also tatsächlich Vorhersagen über das Herzinfarktrisiko einer Person machen.

Jetzt sind die Wissenschaftler dabei zu erkunden, ob die Nägel vielleicht noch mehr gesundheitlich relevante Geheimnisse preisgeben.

(Quelle: http://www.sprechzimmer.ch/sprechzimmer/News/Gesundheit_allgemein/Rauchen_und_Herzinfarkt_Risiko_Der_Zehennagel_als_Verraeter.php)

Sprüche aus dem Hörsaal

Medizinprofessoren sind auch nur Menschen. Auch ihnen rutschen manchmal reichlich zweifelhafte, manchmal aber auch ausgesprochen schlagfertige Bemerkungen heraus. Hier ein paar Beispiele aus deutschen Universitäten (in Klammern: Erläuterungen zum Verständnis):

Professor: »Wie ist es denn mit dem Ductus deferens (Harn-Samen-Röhre)? Ist der beim Geschlechtsverkehr geschlossen oder offen?«

Student: »Hm … offen?«

Professor: »Natürlich ist der offen. Stellen Sie sich vor, der ist geschlossen, dann geht der Schuss nach hinten los, da fliegen Ihnen die Ohren weg!«

(Uni Magdeburg)

Professor: »Welches Epithel findet sich in der Vagina?« (»Womit ist die Scheide ausgekleidet?«)

Student: »Flimmerepithel?« (»Zellschicht mit feinen Härchen?«)

Professor: »Haben Sie schon einmal eine viel befahrene Straße gesehen, auf der Gras wächst?«

(Medizinische Fakultät Halle-Wittenberg)

Der Professor fragt eine Studentin nach Ursprung und Ansätzen von Muskeln. Die Studentin begleitet ihre Antworten damit, dass sie immer die entsprechenden Körperstellen berührt.

Darauf der Professor: »Warum fassen Sie sich denn dauernd an? Gleich frag' ich Sie mal was, da können Sie sich nicht gut hinfassen.«

(Uni Erlangen)

Professor: »Warum heißen Metastasen auf Deutsch Tochtergeschwülste und nicht Sohngeschwülste?«

Student: »Ich weiß nicht.«

Professor: »Ich auch nicht genau. Ich vermute aber, weil sie bösartig sind?«

(Uni München)

Professor zu einer Studentin, die die einleitenden Fragen bei einer Prüfung allesamt nicht beantworten kann: »Wenn Ihr Wissen so flach ist wie Ihr Busen, brauchen wir gar nicht weiterzumachen.«

(Uni Hamburg)

Professor: »Was haben wir hier?«

Student: »Den Larynx (Kehlkopf), auch Pharynx (Rachen) genannt.«

Professor: »Wenn Sie meinen. Dann bekommen Sie jetzt eine Drei, auch Fünf genannt.«

(Uni Göttingen)

Professor: »Woher kommt eigentlich das Calcitonin?«

Student: »Aus der Ampulle.«

Professor: »Dann kommt der Strom bei Ihnen wahrscheinlich auch aus der Steckdose, oder?«

(Uni Frankfurt)

Studentin: »Wie lässt es sich erklären, dass mehr Spermien als Eizellen absterben?«

Professor: »Ganz einfach. Was glauben Sie denn, was schneller kaputtgeht: ein komplexes Elektronengehirn oder ein simpler Schnellkochtopf?«

(Uni Leipzig)

(Quellen: eigene Erlebnisse des Autors sowie: http://www.lustigestories.de/stories/hoersaal.php)

Zwei Herzen schlagen ach in ihrer Brust

Als Hannah Clark in England geboren wurde, stellten die Ärzte schnell fest, dass sie an einer schweren Erkrankung des Herzmuskels litt. Die einzige Möglichkeit, ihr zu helfen, bestand in einer Transplantation. Dabei wurde das kranke Herz jedoch nicht, wie sonst üblich, gegen ein Spenderorgan ausgetauscht, sondern dieses wurde zusätzlich in den Körper des Kindes eingepflanzt, um dem nicht richtig funktionierenden bei seiner Arbeit zu helfen. In der Brust des Mädchens schlugen also im wahrsten Sinne des Wortes zwei Herzen gleichzeitig: eines nur schwach, das andere dafür mit voller Leistung.

Zehn Jahre lang ging das gut, dann zeigte das eingepflanzte Herz deutliche Spuren einer Abstoßungsreaktion und musste entfernt werden. Und dabei wagten die Ärzte etwas, was es so noch nie gegeben hatte: Sie tauschten es nicht gegen ein neues aus, sondern nahmen es heraus und hofften, dass das eigene Herz des Kindes sich vielleicht infolge der Unterstützung durch das fremde inzwischen so weit erholt hatte, dass es den Körper des Mädchens allein ausreichend mit Blut versorgen konnte. Und tatsächlich: Das ursprünglich kranke Herz, mit dem das Kind geboren worden war, war, weil es sich jahrelang schonen konnte, völlig gesund geworden. Es schlug gleichmäßig und kräftig und zeigte keinerlei Symptome einer Muskelschwäche mehr. Und so ist es bis heute geblieben.

Skurrile Forschung: »Der Effekt von Country-Musik auf die Selbstmordrate«

Mit diesem Thema beschäftigten sich allen Ernstes die beiden US-Forscher Steven Stack und Jim Gundlach von der Wayne-State-Universität in Detroit. Dazu stellten sie fest, wie häufig in den einzelnen Bundesstaaten im Radio Country-Musik gespielt wird und wie viele Selbstmorde es dort unter der weißen Bevölkerung gibt. Und – man mag es kaum glauben – sie wurden tatsächlich fündig: In Country-Musik-Staaten nahmen sich deutlich mehr Menschen das Leben als in den an-

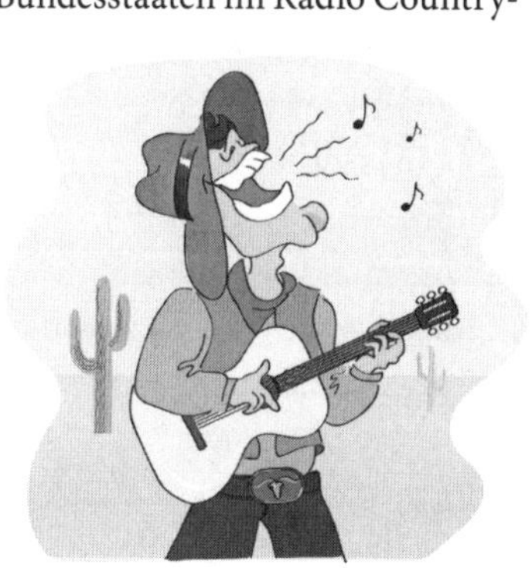

deren. Nach Meinung der beiden Wissenschaftler liegt das zum einen daran, dass es in vielen, ohnehin oft sehr melancholisch klingenden Country-Songs um verlorene Liebe, Jobverlust und Alkoholprobleme geht, und zum anderen daran, dass es sich bei den klassischen Country-Hörern überdurchschnittlich oft um geschiedene Männer handelt, die zudem häufig auch noch besonders viele Waffen besitzen. Für ihre aufschlussreiche Studie erhielten die beiden Forscher im Jahr 2004 den Ig-Nobelpreis für Medizin (siehe Seite 16).

Tierische Leistungen

Wenn wir unsere körperlichen Fähigkeiten oder Mängel, besonders in ihrer extremen Ausprägung, beschreiben wollen, vergleichen wir uns gern mit Tieren (auch wenn wir denen dadurch manchmal schwer unrecht tun).

Haben Sie nicht auch schon mal von jemandem behauptet, dass er oder sie …

… schwimmt wie ein Fisch?
… sieht wie ein Adler?
… hört wie ein Luchs?
… schläft wie ein Murmeltier?
… schwitzt wie ein Schwein?
… hüpft wie ein Floh?
… stinkt wie ein Iltis?
… brüllt wie ein Löwe?
… brummt wie ein Bär?
… heult wie ein Schlosshund?
… sich windet wie eine Schlange?
… schlau ist wie ein Fuchs?
… rumtrampelt wie ein Elefant?
… fleißig ist wie eine Biene?

... stur ist wie ein Esel?
... arbeitet wie ein Pferd?
... langsam ist wie eine Schnecke?
... blind ist wie ein Maulwurf?
... lahm ist wie eine Ente?
... stürmisch ist wie ein Hengst?
... dumm ist wie ein Schaf?
... bekannt ist wie ein bunter Hund?

Mit Toten heilen

Man mag es kaum glauben, aber noch bis zum Ende des 18. Jahrhunderts galten speziell aufbereitete Teile toter Menschen als überaus wirksame Arzneimittel. So empfahl etwa der deutsche Pharmakologe Johann Schröder zur Behandlung diverser Krankheiten, den »frischen Kadaver« eines 24-jährigen Mannes, der wegen eines Delikts »gehängt, gerädert oder geköpft« werden sollte, »in kleine Stücke zu zerschneiden, mit Myrrhe und ein wenig Aloe zu besprengen, ihn einige Tage in Weingeist einzuweichen und schließlich bei heiterem Wetter an der trockenen Luft hängen zu lassen.« Danach sei das Fleisch mit Geräuchertem vergleichbar, es stinke nicht und könne nun bedenkenlos konsumiert werden.

Derlei »Arzneimittelzubereitungen« waren speziell im 16. und 17. Jahrhundert fast genauso gebräuchlich wie Medikamente, die aus diversen Pflanzenteilen gewonnen wurden, und man konnte sie in jeder Apotheke kaufen. Das allerdings nur, wenn es nicht gerade mal wieder Lieferengpässe gab, denn zur Zubereitung der diversen Mittelchen war man auf Leichen angewiesen, und die stammten in der Regel von Hingerichteten, aber auch von Bettlern und Aussätzigen, die nicht immer in gleichem Ausmaß zur Verfügung standen.

Die Zerschnippelung von Leichen, die unter anderem von dem berühmten Arzt Paracelsus vehement befürwortet wurde, war bis in die höchsten Schichten der Gesellschaft üblich. So zahlte etwa der britische König Karl II. für ein »Rezept zur Verflüssigung menschlichen Gehirns« die gewaltige Summe von 60 000 Pfund und trank später fast täglich von der so gewonnenen Brühe, die unter der Bezeichnung »des Königs Tropfen« in die Medizingeschichte eingegangen ist. Und aus Dänemark ist bekannt, dass sich dort Epileptiker, »die Tasse in der Hand«, um das Schafott drängten, um, wie es in einem zeitgenössischen Dokument heißt, »das aus dem noch zitternden Körper quellende Blut hinunterzustürzen«. Aus menschlichen Leichen gewonnenes Fett galt als probates Mittel gegen Rheuma und Arthritis, eine ominöse »Leichenpaste« half angeblich vorzüglich gegen Quetschungen, und Mönche kochten sogar aus dem Blut von Verstorbenen eine Art Marmelade, um so die dem menschlichen Organismus innewohnende »Lebenskraft« zu konservieren. Dahinter steckte die Überzeugung, allen Kreaturen sei eine bestimmte Lebenszeit gleichsam vorbestimmt und man könne deshalb bei solchen, die vor Erreichen des ihnen zugedachten Alters starben, den verbleibenden Rest auf andere Menschen übertragen. So erklärt sich auch die Vorliebe für in jungen Jahren exekutierte Kriminelle.

Das Ganze ging so bis zum Ende des 18. Jahrhunderts, als sich die Aufklärung und damit ein rationaleres Verhältnis zu Mensch und Natur ausbreitete. Da galt dann plötzlich der im Namen der Medizin verübte Kannibalismus als abergläubisch und nicht mehr zeitgemäß. So schrieb etwa der englische Arzt William Black im Jahr 1782, er begrüße den Niedergang »widerlicher und bedeutungsloser Arzneien wie pulverisierter Totenschädel« ganz außerordentlich. Derlei Mittel sowie »ein Mischmasch anderen Unflats« seien Gott sei Dank aus den Apotheken verschwunden.

Wobei es ja – zumindest in den westlichen Industrienationen – zum Glück bis heute geblieben ist.

(Quelle: Philip Bethge: Die Heilkraft des Todes, in: Der Spiegel, 5, 2009)

HÄTTEN SIE GEWUSST …? 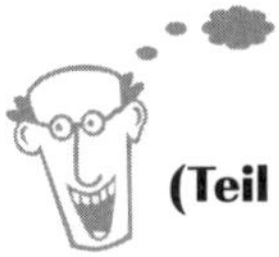 (Teil 11)

… dass ein Mensch nach dem Versagen seiner Nieren noch maximal 36 Stunden überleben kann?

… dass wir schon beginnen, einen Harndrang zu spüren, wenn unsere Blase erst zu etwa einem Drittel gefüllt ist, wobei die maximale Füllung etwa 1,5 Liter beträgt?

… dass Tränen und Nasenschleim ein Enzym enthalten, dass bei vielen Bakterien die Zellwände zerstört?

… dass die eigentliche Befruchtung, also das Verschmelzen von Spermium und Eizelle, rund 24 Stunden dauert?

… dass ein Mensch bei einer Unterbrechung der Sauerstoffversorgung zum Gehirn schon nach 8 bis 12 Sekunden bewusstlos wird?

… dass der Stimmumfang eines Menschen im Mittel 2 Oktaven, der von geübten Sängern aber 3 Oktaven beträgt?

… dass der Durchschnittspenis im erigierten Zustand 13 Zentimeter lang ist und einen Durchmesser von vier Zentimetern hat?

… dass der Glaskörper im Inneren unseres Auges zu 99 Prozent aus Wasser besteht?

… dass 8 Prozent der Männer, aber nur ein halbes Prozent der Frauen Probleme haben, bestimmte Farben zu unterscheiden?

… dass unser Herz im Lauf des Lebens rund drei Milliarden Mal schlägt?

… dass es keinen süßen Nachgeschmack gibt?
… dass wir in jeder Stunde, in der wir fest schlafen, etwa 40 Gramm abnehmen?
… dass wir nur deshalb im schwankenden Zug oder Auto lesen können, weil unser Gleichgewichtsorgan dem Gehirn ständig die momentane Lage unseres Kopfes mitteilt, woraufhin das Gehirn pausenlos Befehle an die Augenmuskeln sendet, die das Wackeln ausgleichen und unseren Blick stabil auf einem Punkt halten?

(Fortsetzung Seite 236)

Die Medizin der Klosterbrüder: obskur, aber wirksam

Der Würzburger Professor für Medizingeschichte Johannes Mayer hat eine außergewöhnliche Leidenschaft. Er schmökert mit Vorliebe in mittelalterlichen Handschriften, in denen Mönche Rezepte der damals verwendeten Arzneimittel aufgezeichnet haben, mischt sie nach dieser Anleitung zusammen und testet ihre Wirkung. Dabei wird er von Pharmazeuten, Ärzten, einem Altphilologen und einem Zisterzienserpater unterstützt. Gemeinsam erforschen die Mitglieder des Teams das Heilwissen der mittelalterlichen Mönche und Nonnen. Da es seinerzeit noch keine richtigen Ärzte und schon gar keine Krankenhäuser gab, waren es nämlich vorwiegend die Heilkundigen der Klöster, die sich mit derlei Dingen beschäftigten und die verwendeten Mixturen aufschrieben.

Tatsächlich stoßen die Forscher auf diese Weise immer wieder auf Arzneizubereitungen, die zwar reichlich skurril anmuten, aber durchaus Wirkung zeigen. So findet sich etwa im »Lorscher Arzneibuch« aus dem Jahr 795 ein Rezept für ein Medikament mit dem merkwürdigen Namen »Diaspolis«, das folgendermaßen zubereitet wird: Mit Essig getränkter Kümmel, in Rotwein eingelegte Datteln, getrocknete Ingwerwurzel und grüner Pfeffer werden im Mörser zerstoßen und mit Natron und Honig zu einer klebrigen Masse verrührt. Das ergibt eine Mixtur, die nicht nur erstaunlich gut schmeckt, sondern tatsächlich gegen Verdauungsbeschwerden hilft.

Besondere Mühe geben sich die Wissenschaftler mit der Entschlüsselung der in den Texten erwähnten Heilpflanzen, die damals oft ganz andere Namen hatten als heute. Rund 600 derartige Gewächse haben sie bislang identifiziert und etwa 150 intensiver untersucht, wobei sie immer wieder auf bislang unbekannte pharmakologische Effekte stießen. Kein Wunder daher, dass ihre aufwendige Arbeit zu einem großen Teil von Pharmafirmen finanziert wird, die sich davon Erkenntnisse zur Entwicklung neuer Medikamente erhoffen.

Mit derartigen Anregungen ist allerdings keinesfalls bei allen erwähnten Zubereitungen zu rechnen wie etwa bei einer Salbe zur Behandlung geschwollener Knöchel, die im Wesentlichen aus in Öl zerriebenen Mäusen besteht. Dasselbe gilt für ein Medikament, das bei einer ungewollten Schwangerschaft eine Abtreibung des Embryos auslösen soll. Das enthält hauptsächlich zerstampfte Wurzel des Aronstabs, die mit einem »Wollzäpfchen« durch die Scheide bis zum Muttermund hochgeschoben werden soll. Wobei das Verfahren nach Ansicht der Würzburger Forscher sogar funktionieren könnte, ist der Aronstab doch ausgesprochen giftig. Die Kunst dürfte vor allem da-

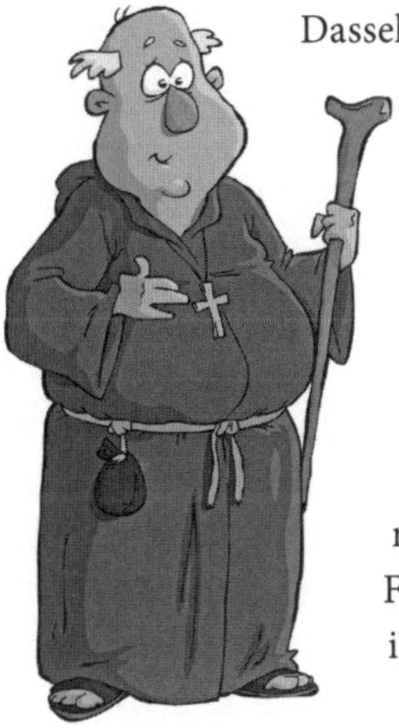

rin bestanden haben, mit dem Gift nur den Embryo und nicht auch gleich noch die Schwangere umzubringen. Aber offenbar mussten die Frauen damals derartige Risiken eingehen, gab es doch noch keine weniger gefährlichen Alternativen.

Und immer wieder stoßen die Wissenschaftler auf Rezepturen, die so obskur sind, dass, obwohl sie aus heutiger Sicht sogar wirken könnten, dennoch kein Bedarf besteht, sie zu testen. Das gilt etwa für ein Medikament zur Behandlung von Unterschenkelgeschwüren, die die Klosterbrüder früher mit einer Paste aus Käseschimmel, weichem Schafdung und Honig bestrichen. Gerade der Schimmel könnte nämlich durchaus Bakterien abtöten, also antibiotisch wirken; schließlich wurde auch Penizillin ursprünglich aus einem Schimmelpilz gewonnen. Wie bei dieser Rezeptur stießen die Forscher immer wieder auf Beweise dafür, dass ein beträchtlicher Teil der modernen Kräuterheilkunde auf die Klostermedizin zurückgeht: So wurde Aloe vera schon im Mittelalter als Abführmittel verwendet, Fenchel oder Kümmel bei Blähungen verabreicht, Hopfen als Schlafmittel genommen und Johanniskraut zur Aufhellung des Gemüts empfohlen.

(Quelle: Samiha Schafy: Gottesfürchtige Giftmischer, in: Der Spiegel, 12, 2010)

Mit einem grünen Auge davongekommen

Ursprünglich hatte der junge Brite blaue Augen, doch dann veränderte sich die Farbe des linken auf einmal, zwar langsam, aber unaufhaltsam, in ein leuchtendes Grün. Außerdem wurde die Pupille zunehmend starr: Der Mann sah immer schlechter. Der konsultierte Arzt stand vor einem Rätsel. Doch dann berichtete ihm der Patient von einem Unfall, den er vor einiger Zeit gehabt hatte, und das brachte den

Mediziner auf die richtige Spur. Bei dem Missgeschick hatte nämlich, ohne dass das Opfer etwas davon gemerkt hatte, ein winziges Eisenpartikel die Hornhaut durchschlagen und war im Augeninneren steckengeblieben. Und dort hatte es das getan, was Eisen immer tut, wenn es feucht wird: Es hatte gerostet. Die mikroskopisch feinen Rostbestandteile waren von Fresszellen aufgenommen und in der Iris abgelagert worden. Und die hatte sich daraufhin innerhalb von acht Monaten von Blau zu Grün verfärbt. Daran änderte sich auch nichts, als die Eisenteilchen operativ entfernt wurden. Zwar verschwanden die Pupillenprobleme danach ziemlich rasch, mit den zwei unterschiedlich gefärbten Augen muss sich der Mann aber bis an sein Lebensende abfinden. Vielleicht tröstet ihn ja der Gedanke, dass es Frauen geben soll, die auf so etwas stehen.

(Quelle: Martina Frei: Das Mädchen mit den zwei Blutgruppen, Eichborn-Verlag, 2010)

Welche Sportarten machen fit?

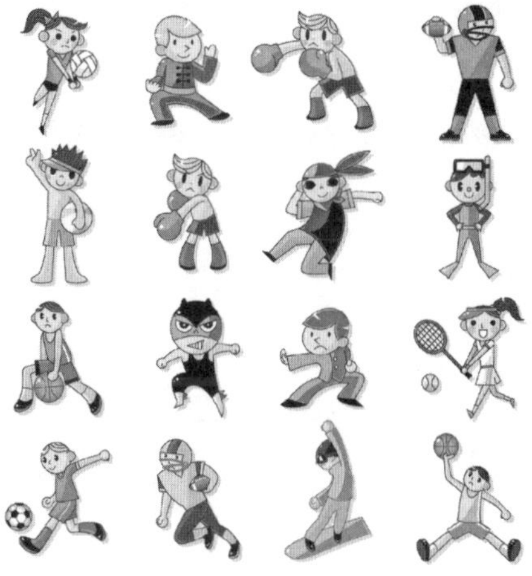

Das lässt sich natürlich nur sehr bedingt festlegen, da die unterschiedlichen Disziplinen ganz verschiedene Anforderungen an Ausdauer, Kraft, Koordination, Gelenkigkeit und Schnelligkeit eines Menschen stellen. Berücksichtigt man all diese Kriterien, so kann man jedoch eine ungefähre Rangfolge der Sportarten im Hinblick darauf erstellen, wie fit sie auf Dauer machen, wenn man sie intensiv betreibt. Dabei bedeutet 0 »sehr schlecht« und 5 »sehr gut«.

Segelfliegen	0,9
Tauchen	1,5
Segeln	1,9
Bodybuilding	2,0
Reiten	2,2
Golf	2,3
Skifahren	2,4
Wandern	2,7
Tennis	3,0
Radfahren	3,0
Schwimmen	3,1
Fußball	3,2
Handball	3,4
Eishockey	3,5
Boxen	3,5
Rudern	3,7

(Quelle: K. und S. Kunsch: Der Mensch in Zahlen, Spektrum-Verlag, 2000)

Alter schützt vor Hüfte nicht

Als ein Ärzteteam der Französin Jeanne Calment ein neues Hüftgelenk einsetzte, war die Patientin

114 Jahre und 11 Monate alt. Damit war sie die älteste Frau, die jemals in einer Klinik operiert wurde.

(Quelle: Guinness World Records, 2013)

Was bedeutet eigentlich ...?

In diesem Buch war schon viel von der reichlich komplizierten medizinischen Fachsprache mit ihren vielen tausend schwer zu merkenden Begriffen die Rede. Daneben gibt es aber noch etliche andere Fachbezeichnungen, die sich vor allem dadurch auszeichnen, dass sie kurios, manchmal sogar witzig und nicht selten geradezu skurril klingen. Ein paar dieser Begriffe wollen wir Ihnen nicht vorenthalten. Vielleicht wissen Sie ja, was sie bedeuten. Sonst raten Sie doch einfach. Wie bei »Wer wird Millionär?« ist nur eine der vier vorgeschlagenen Lösungen richtig. Aber welche? Die korrekten Antworten finden Sie auf Seite 252.

Loa loa

a) typische Kinderkrankheit einer Südseeinsel
b) Sprachstörung bei Stammlern
c) den Menschen befallender tropischer Fadenwurm
d) hawaiianische Bezeichnung für Mumps

Orientbeule

a) durch Einzeller verursachte tropische Hautkrankheit
b) typische Kopfwölbung bei Bewohnern orientalischer Länder
c) heftige Schwellung nach Stich der Orientbremse
d) Wasseransammlung im Unterhautgewebe nach Genuss türkischen Kaffees

Sandalenlücke

a) typische Zahnlücke bei Sudanesen
b) verbreiteter Zwischenzehenraum zwischen dem Großzeh und seinem Nachbarn
c) Fußpilz bei Trägern offener Schuhe
d) stachlige, nordische Arzneipflanze

Bochdalek-Blumenkörbchen

a) Missbildung des weiblichen Scheideneingangs
b) anatomische Struktur des menschlichen Gehirns
c) gutartige Geschwulst an der Gesäßfurche
d) erweiterte Einmündungsstelle des Gallengangs in den Zwölffingerdarm

Mondbein

a) andere Bezeichnung für O-Bein
b) Mittelfußknochen
c) kurz vor dem Einschlafen unkontrolliert zuckendes Bein
d) Handwurzelknochen

Angelhakenform

a) Form des mit Kontrastmittel gefüllten Magens beim Röntgen eines stehenden Menschen
b) Form der verkrümmten Nase im Spätstadium der Syphilis
c) Form des großen Zehs bei Auslösung des Fußsohlenreflexes
d) anomale Form des erigierten Penis

24-Stunden-Ameise

a) Ameisenart, die alle 24 Stunden besonders aktiv wird
b) Ameisenart, die nur 24 Stunden lebt
c) Ameisenart, die rund um die Uhr frisst

d) Ameisenart, deren Stich beim Menschen äußerst heftige Schmerzen auslöst

Sakralanästhesie

a) charakteristische Schmerzunempfindlichkeit katholischer Geistlicher
b) Betäubung durch Anrufen spezieller Heiliger
c) Form der Betäubung durch Einspritzen in das Rückenmark
d) seelische Entspannung in mächtigen Kathedralen

Kahnschädel

a) typische Schädelform erfolgreicher Fußballtorhüter
b) mit hoher Stirn und schmalem Schädel einhergehende senkrechte Überentwicklung des Kopfes
c) Missbildung, bei der der Schädel oben wie ein Boot spitz zuläuft
d) charakteristische Form des Hinterkopfes bei Seeleuten

Landkartenzunge

a) Verfärbung der Zunge durch Anfeuchten der Finger beim Umblättern von Schriftstücken
b) Struktur im menschlichen Kleinhirn
c) spezielle Form der Zunge bei bestimmten orthopädischen Schuhen
d) harmlose Veränderung der Zungenoberfläche mit roten Bezirken, die ihre Form ständig ändern

Zement im Hintern

Wenn es nicht handfeste Beweise gäbe, würde man die Geschichte nicht glauben. Im US-Staat Florida hat eine Frau – genau genommen ein Mann nach Geschlechtsumwandlung – sich als Schönheitschirurgin ausgegeben und dabei abenteuerliche Behandlungen durchgeführt. Der krasseste Fall ist zweifellos der, mit dem sie einer Patientin zu einem festen Hinterteil verhelfen wollte und für den sie 700 Dollar kassierte. Um den Po der Frau in Form zu bringen, spritzte sie ihr ein Gemisch aus Zement, Mineralöl, Reifendichtmittel und Klebstoff in den schlaffen Hintern und verschloss die Wunde anschließend mit Sekundenkleber. Erstaunlicherweise überstand die Patientin den Eingriff, läuft seither aber mit derart hervorstehenden Hinterbacken herum, dass diese einem Pavian zur Ehre gereichen würden.

(Quelle: www.bild.de, 20.11.2011)

Ärztlicher Rat in reichen Reimen

Reiche Reime sind deshalb reich, weil sie sich hinten auf mehr als die bloße Endsilbe reimen. So wie die folgenden:

Wenn ’s Herz, mein Freund, wie wilde schlägt,
dein Hirn sich nur noch milde regt,
die Blase manchmal heftig juckt,
die Milz beständig kräftig zuckt,
die Leber ’s nur noch träge bringt,
die Lunge wie ’ne Säge klingt,
der Blutdruck in den Himmel schießt
und kaum noch Blut im Pimmel fließt,
liegt ’s oft am Zigarettenrauch
und obendrein am fetten Bauch.

Damit ist Schluss, mein bester Mann!
Am besten fängst du gestern an
mit dem Verzicht auf Zigaretten,
sonst ist die Lunge nicht zu retten.
Und aus ist 's auch mit Wein und Sekt,
und perlt er noch so fein und schmeckt
als wäre er ein Gottessegen.
Vorbei damit – des Todes wegen,
den Schnaps und fetter Braten schafft.
Ab jetzt nur noch Tomatensaft!

Vermeide endlich allen Speck,
der ist für kranke Gallen Dreck!
Und schwöre ganz dem Fette ab,
sonst liegst du bald im Bette schlapp.
Wer ständig sich voll Eisbein stopft,
kann warten, bis sein Schweiß reintropft.
Und dann das Schokoladenmampfen!
Kein Wunder, dass die Waden krampfen.
Wenn aus den Poren Schwaden dampfen,
kann 's Herz nur noch mit Schaden stampfen.

Auch solltest du dich mehr bewegen.
Dem Kreislauf ist dran sehr gelegen.
Mal öfter wie ein Tier zu laufen,
ist besser, als nur Bier zu saufen.
Gesünder, als im Diesel brettern,
ist Joggen, auch bei Nieselwettern.
Musst gar nicht dich beim Trimmen quälen,
denn Wandern und auch Schwimmen stählen
dir deinen Körper ebenso,
und du wirst wieder lebensfroh.

Dann kannst du wieder lachen; auch
kriegst du dadurch 'nen flachen Bauch.
Kurz: nicht mehr saufen, nicht mehr fressen
und 's Dauerlaufen nicht vergessen!
Zurück zum schlichten, wahren Leben!
D'rauf lasst uns, Freund, 'nen Klaren heben!

(Jürgen Brater)

Zwillinge mit zwei Vätern

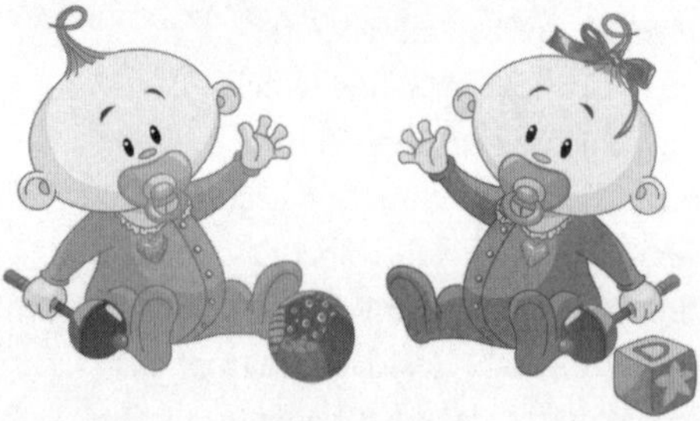

Zweieiige Zwillinge entstehen, wenn bei einer Frau nicht nur ein Ei-, sondern gleichsam ein Eiersprung stattfindet, wenn also nicht nur eine einzige Eizelle in den Eileiter gelangt, sondern dies gleichzeitig auch noch einer weiteren gelingt. Werden die dann beide von männlichen Spermien befruchtet, wachsen im Körper der werdenden Mutter zwei Babys heran, die zwar kurz nacheinander geboren werden, sich ansonsten aber nicht ähnlicher sind als andere Geschwister auch. Gemeinsam haben sie lediglich ihre Mutter – aber verblüffenderweise nicht unbedingt ihren Vater.

So geschehen zum Beispiel 2009 in den USA, wo eine junge Frau Zwillinge zur Welt brachte, die so unterschiedlich waren, dass der Vater misstrauisch wurde und einen Gentest veranlasste. Und siehe da: Nur eines der beiden Kinder war von ihm, das zweite hatte einen ganz anderen Vater, einen Liebhaber der Frau, mit dem sie, kurz nachdem sie von ihrem Mann geschwängert worden war, auch noch sexuellen Verkehr hatte. Aber es geht noch krasser: Denn ein paar Jahre vorher hatte – übrigens auch in den Vereinigten Staaten – eine Frau Zwillinge geboren, von denen das eine dunkel- und das andere hellhäutig war. Beide hatten dieselbe Mutter, aber das eine einen Weißen und das andere einen Farbigen zum Vater. Da brauchte es wirklich keinen Gentest mehr.

Krankheiten gibt's

Von etlichen kuriosen oder zumindest weitgehend unbekannten Krankheiten war in diesem Buch schon die Rede, beispielsweise vom Münchhausen-, vom Kimmelstiel-Wilson und vom Panayiotopoulos-Syndrom. Daneben gibt es aber noch mehr als 1 000 offiziell anerkannte Erkrankungen, deren Namen man deshalb kaum jemals hört, weil sie so selten sind. So wie die nachfolgenden 26 (pro Anfangsbuchstabe ein Syndrom):

- Alice-im-Wunderland-Syndrom: Wahrnehmungsstörung, bei der dem Betroffenen alles zu klein oder zu groß erscheint; auch Hör-, Tast- und Zeitempfinden können gestört sein
- Blue-rubber-blep-naevus-Syndrom: Hautkrankheit mit zahlreichen Blutgefäßgeschwülsten
- Cornelia-de-Lange-Syndrom: Kinderkrankheit mit unterschiedlichen angeborenen Fehlbildungen
- Dorian-Gray-Syndrom: krankhafte Abneigung vor dem Altern
- Economy-Class-Syndrom: Blutgerinnselbildung in den Beinen bei Flug- oder Busreisepassagieren

- Friedreich-Syndrom: degenerative Erkrankung des Zentralnervensystems
- Goodpasture-Syndrom: Autoimmunkrankheit der Nieren und Lungen
- HELLP-Syndrom: schwere Erkrankung während der Schwangerschaft
- Imerslund-Najman-Gräsbeck-Syndrom: Erbkrankheit mit Störung der Vitamin-B12-Aufnahme
- Jerusalem-Syndrom: psychische Störung, die jedes Jahr etwa 100 Besucher der Stadt Jerusalem befällt
- Katzenschrei-Syndrom: Kinderkrankheit mit zahlreichen Missbildungen, bei der die Betroffenen katzenähnliche Schreie ausstoßen
- Lost-Penis-Syndrom: dauerhafte Erweiterung der weiblichen Scheide
- Mann-zu-Hause-Stress-Syndrom: psychische Störungen bei Frauen, deren bislang viel beschäftigte Männer ins Rentenalter kommen
- Nursing-Bottle-Syndrom: massiver Kariesbefall bei kleinen Kindern, die aus Fläschchen ständig süße Getränke trinken
- Opsoklonus-Myoklonus-Syndrom: Krankheit mit unkontrollierten Augen- und Gliederbewegungen bei Kindern
- Peter-Pan-Syndrom: psychische Störung, bei der die betroffenen Männer nicht erwachsen werden und Verantwortung übernehmen wollen
- Quincke-Syndrom: Hautkrankheit mit massiven teigigen Schwellungen
- Rapunzel-Syndrom: psychische Störung, bei der die Betroffenen so lange Haare verspeisen, bis diese in Form eines Knäuels den Darm verstopfen
- Sissi-Syndrom: nach der österreichischen Kaiserin

»Sissi« benannte psychische Störung, bei der Frauen eine Depression hinter der Fassade zur Schau gestellter Aktivität – Sport, soziales Engagement, kulturelle Beschäftigung – verbergen
- Tethered-Cord-Syndrom: angeborene Fehlbildung des Rückenmarks
- Ulnarisrinnen-Syndrom: Schädigung eines Nerven am Ellbogen mit Taubheitsgefühl in den Fingern
- Von Hippel-Lindau-Syndrom: Erbkrankheit mit Bildung gutartiger Tumoren in Auge und Gehirn
- Wackelkopfpuppen-Syndrom: kindliche Nervenkrankheit mit auffälligen rhythmischen Kopfbewegungen
- XYY-Syndrom: durch anomalen Chromosomensatz bedingte Krankheit mit zahlreichen typischen Körperveränderungen
- Yellow-Nail-Syndrom: Krankheit mit Flüssigkeitsansammlungen im Brustkorb und auffällig verdickten, gelblich verfärbten Nägeln
- Zappelphilipp-Syndrom: auch als ADHS bekannte psychische Störung bei Kindern mit mangelnder Konzentrationsfähigkeit und gesteigertem Bewegungsdrang

An der Nase herumgeführt

Fragt man Menschen, ob sie glauben, ihrer Nase beim Riechen trauen zu können, erntet man verständnislose Blicke. Wem soll man den beim Schnüffeln sonst glauben, wenn nicht der Nase? Dabei ist eine gehörige Portion Skepsis durchaus angebracht, denn gerade unser Geruchsorgan lässt sich sehr leicht täuschen.

Bewiesen hat das unter anderem der französische Wissenschaftler Frédéric Brochet, der 54 Studenten bat, das

Aroma von weißem und rotem Bordeaux zu beschreiben. Wie er erwartet hatte, fanden die Versuchspersonen für den Rotweingeruch eher »dunkle« Vergleiche wie »Brombeeren« oder »Teer«, während sie für den Weißwein »helle« Begriffe wie »Honig« oder »Stroh« verwendeten. Als Brochet daraufhin den weißen Bordeaux mit einem gänzlich geruchlosen Lebensmittelfarbstoff rot färbte, ließen sich die Studenten prompt täuschen und klassifizierten den Duft des Getränks nun mit dem klassischen Rotweinvokabular.

Bei einem zweiten Versuch setzte Brochet den Teilnehmern kurz hintereinander ein und denselben Rotwein vor, behauptete jedoch, der erste sei ein einfacher Tischwein, während es sich bei dem zweiten um ein absolutes Spitzengewächs handele. Prompt beschrieben die Probanden den Geruch des vermeintlichen Superweins als wunderbar rund und herrlich fruchtig, während das Aroma des vermeintlichen Tafelweins ihnen flach, wässrig, ja sogar sauer vorkam.

Was lernen wir daraus? Geruchsempfindungen sind vollkommen subjektiv und lassen sich nicht von anderen Sinneseindrücken trennen. Oder anders ausgedrückt: Oft riechen wir das, was wir zu riechen erwarten, unabhängig vom tatsächlichen Duft.

(Quelle: Reto U. Schneider: Das neue Buch der verrückten Experimente, Bertelsmann-Verlag, 2009)

Arztwitz 13

Kommt eine Frau zum Psychiater: »Herr Doktor, ich glaube wirklich, mein Mann ist verrückt. Jeden Morgen isst er beim Frühstück die Kaffeetasse auf und lässt nur den Henkel übrig.«

Psychiater: »Ja, der scheint wirklich nicht richtig im Kopf zu sein. Wo doch der Henkel das Beste ist.«

Gehen Sie zu Dr. Hund!

Im Grunde könnte man sich viele aufwendige und teure Verfahren zur Diagnose von Krebskrankheiten getrost sparen, denn mit mindestens derselben Treffsicherheit sind auch manche Hunde in der Lage, den bösartigen Tumor zu erkennen. Dass es sich dabei keinesfalls um Zufallsbefunde handelt, haben mehrere Studien unabhängig voneinander bewiesen. Dazu ließ man Hunde an Menschen, an deren Atemluft beziehungsweise Urin schnuppern, und zwar sowohl an gesunden als auch an solchen, bei denen Verdacht auf Krebs bestand. Und siehe da: Bei Lungenkrebs lagen die Hunde in 88 Prozent der Fälle richtig, bei Brustkrebs sogar in 97 Prozent. Offensichtlich produzieren die Krebszellen flüchtige organische Substanzen, die uns Menschen verborgen bleiben, während Hunde sie mit ihren feinen Nasen mühelos erschnuppern können.

Berühmt geworden ist in diesem Zusammenhang unter anderem ein Labrador namens Parker, der seinen Herrn permanent nervte, weil er ständig an dessen Beinekzem herumschnüffelte. Als der Mann daraufhin einen Arzt aufsuchte, stellte dieser die Diagnose »Hautkrebs«. Zum Glück konnte man den Patienten noch rechtzeitig operieren, sodass er wieder völlig gesund wurde. Als er nach dem Eingriff wieder aus der Klinik nach Hause kam, war er gespannt, wie Parker sich verhalten würde. Und siehe da: Der Hund dachte überhaupt nicht mehr daran, an seinem Bein zu schnuppern. Der Krebs war entfernt, das Bein strömte keine Geruchsstoffe mehr aus und war deshalb für Parker vollkommen uninteressant geworden.

(Quelle: Martina Frei: Das Mädchen mit den zwei Blutgruppen, Eichborn-Verlag, 2010)

Wie du mir, so ich dir

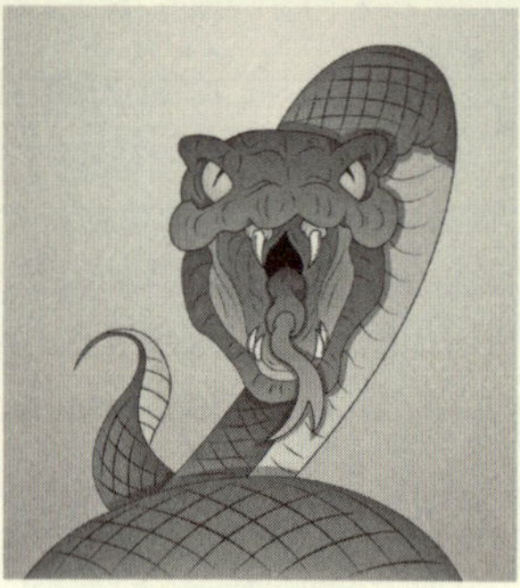

Jarret Dean aus dem US-Staat Virginia hatte das Pech, von einer Klapperschlange gebissen zu werden, und zwar, wie auch immer er das angestellt hatte, in die Zunge. Das machte ihn so rasend vor Zorn, dass er mit aller Kraft zurückbiss und der Schlange den Kopf abtrennte. Vielleicht gab er dabei einen Teil des Giftes an das Reptil zurück, fest steht jedenfalls, dass er – im Gegensatz zu der heimtückischen Schlange – wie durch ein Wunder überlebte.

(Quelle: Bernd Ellermann: Jeder siebte Gesunde war krank, DTV-Verlag, 1995)

»Gute Besserung!«

So sagen wir, wenn wir einem Kranken baldige Genesung wünschen. Doch wenn die- oder derjenige kein Deutsch spricht, wie sagt man dann?

bulgarisch:	»Скорошно оздравяване!«
dänisch:	»God bedring!«
englisch:	»Get well soon!«
finnisch:	»Parane pian!«
französisch:	»Bon rétablissement!«
griechisch:	»Καλή ανάρρωση!«
hawaiianisch:	»E ola!«
isländisch:	»Góðan bata!«

italienisch:	»Buona guarigione!«
niederländisch:	»Beterschap!«
polnisch:	»Życzę panu szybkiego powrotu do zdrowia!«
russisch:	»скорейшего выздоровления!«
schwedisch:	»Krya på dig!«
spanisch:	»Que te mejores!«
türkisch:	»Geçmiş olsun!«
ungarisch:	»Jobbulást kívánok!«

Typen gibt's!

Patienten sind in der Regel der Meinung, ihre Krankheit sei etwas ganz Besonderes, so wie sie selbst ja auch einzigartig seien. Dabei lassen sie sich prächtig in bestimmte Kategorien einteilen, und es gibt kaum jemanden, der nicht in eine dieser Gruppen passt. Hier die zehn häufigsten Patiententypen:

- **Der Gesundheitsbewusste**
  Er ernährt sich nach den neuesten Erkenntnissen der Forschung, treibt reichlich Sport, misst bei sich selbst ständig Blutdruck, Puls und Körpertemperatur sowie den Zuckergehalt im Urin, lässt wöchentlich den Cholesterinspiegel bestimmen und befolgt willig alle Tipps für eine gesunde Lebensführung. Umso erschütterter ist er, wenn er selbst Krebs bekommt oder einen Herzinfarkt erleidet. Das könne doch gar nicht sein, meint er fassungslos, und eine Welt bricht für ihn zusammen. Wenn so etwas anderen passiert, kennt er dagegen immer die Ursache und weiß genau, was zu tun ist.
- **Der Arztsüchtige**
  Er braucht den Arztbesuch so dringend wie der Raucher

seine Zigarette. Deshalb scheut er auch nicht davor zurück, immer wieder den ärztlichen Bereitschaftsdienst in Anspruch zu nehmen oder gar den Notarzt anzurufen. Wenn der ihm dann irgendetwas verschreibt, und sei es noch so wirkungslos, ist der Arztsüchtige zufrieden.

- **Der Ängstliche**
  Er ist für einen Arzt nicht der schlechteste Patient, lässt er sich doch sehr leicht überzeugen und beeinflussen. Besonders wenn im Gespräch Wörter wie »Tumor« oder »Krebs« fallen, gibt es praktisch nichts, was der Ängstliche nicht mit sich machen lassen würde.
- **Der Burn-out-Patient**
  Er hält sich für total überfordert, schließlich hat er aus den Medien vom zunehmenden Burn-out in der Gesellschaft gehört und liest dazu alles, was ihm in die Finger kommt. Dabei leidet er in der Regel gar nicht unter etwas Krankhaftem, sondern unter sich selbst beziehungsweise unter seiner falschen Lebensplanung. Er hat einen inneren Zwang, sich zu stressen, fühlt sich dabei aber krank, und die Medizin soll es dann richten.
- **Der Dankbare**
  Egal, was der Arzt ihm empfiehlt und was er mit ihm tut, der Dankbare ist immer zufrieden. Ein bisschen Zuneigung ist alles, was er braucht. Dem Arzt ist er der liebste unter seinen Patienten.
- **Der Hypochonder**
  Er ist heutzutage einer der häufigsten Patiententypen. Schließlich hört und liest er ja ständig, dass derjenige, der die Signale seines Körpers nicht ernst nimmt, der nicht gleich bei allem das Schlimmste vermutet und sich nicht ständig beim Arzt durchchecken lässt, leichtfertig seine Gesundheit aufs Spiel setzt und selbst schuld ist, wenn er krank wird oder zu früh stirbt. Das Schlimmste, was ihm

passieren kann, ist, wenn ihm der Arzt sagt, dass ihm nichts fehlt.

- **Der Medizinkritiker**
  Für einen Arzt ist er ein schwieriger Patient. Denn im Grunde ist dem Kritiker der gesamte Medizinbetrieb zutiefst zuwider, aber andererseits braucht er halt auch hin und wieder einen Arzt. Dem begegnet er dann mit erheblicher Skepsis und oft höchst unlogischen Argumenten. So pflegt er zum Beispiel einen heftigen Groll gegen die Pharmaindustrie, möchte aber für sich selbst unbedingt das wirksamste und gern auch teuerste Medikament haben.
- **Der Modekranke**
  Er ist immer bestens informiert, welche Krankheit zurzeit en vogue ist. Und glaubt natürlich fest, selbst auch darunter zu leiden. Deshalb liefert er dem Arzt die Diagnose – Borreliose, Laktoseintoleranz, Glutenunverträglichkeit oder Fibromyalgie – gleich mit. Und ist bitter enttäuscht, wenn der Arzt eine andere oder – in den meisten Fällen – überhaupt keine Krankheit feststellt.
- **Der Peinliche**
  Er schiebt den Gang zum Arzt hinaus, bis es nicht mehr anders geht. Denn er ist fest davon überzeugt, dass dieser etwas so Unappetitliches – Ausfluss, Gase, Schleim und Juckreiz an den unmöglichsten Stellen – noch nie gesehen hat. Dabei ist das für den Mediziner tägliche Routine. Schon wenn der Peinliche mit schamhaft gesenktem Blick ins Behandlungszimmer geschlichen kommt, ist dem Arzt klar, dass er an irgendeiner Störung am Darmausgang oder an den Geschlechtsorganen leidet.
- **Der militante Raucher**
  Er leidet zwar unter den Folgen seines heftigen Zigarettenkonsums, hat für seinen hartnäckigen Husten, seine

Atembeschwerden oder sein Herzleiden aber stets andere, nicht selten skurrile Erklärungen parat. Und gegen den naheliegenden Tipp, einfach mit dem Rauchen aufzuhören, bringt er Argumente vor wie dieses: »Immer wenn ich das bisher getan habe, konnte ich gar nicht mehr richtig abhusten. Dicker geworden bin ich auch, und das soll ja richtig ungesund sein.«

(Quelle: Bertold Block: Blocks Patiententypologie, Patmos-Verlag, 2011)

Verzählt

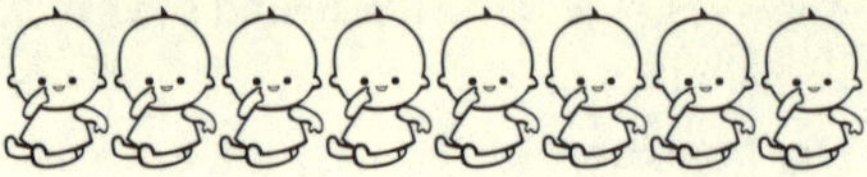

Im Januar 2009 ging der Fall der Amerikanerin Nadia Suleman durch die internationale Presse. Denn dieser Frau war etwas passiert, was es vorher weltweit niemals gegeben hatte und von dem man – aus heutiger Sicht zu Recht – annehmen konnte, dass es auch nie wieder vorkommen würde.

Doch der Reihe nach. Nadia Suleman war bereits Mutter von sechs Kindern, und warum sie noch ein weiteres wollte, ist nicht bekannt. Jedenfalls wurde sie auf natürlichem Wege nicht schwanger und unterzog sich daher einer hormonellen Fruchtbarkeitsbehandlung. Mit durchschlagendem Erfolg! Denn schon bald wuchs in ihrem Bauch nicht nur ein einziges Kind heran, sondern laut Ultraschalluntersuchung waren es gleich sieben Föten, die sich in ihrer Gebärmutter eingenistet hatten. Neun Wochen vor dem offiziellen Termin bekam sie Wehen, und die Ärzte entschlossen sich, die sieben Babys mittels Kaiserschnitt eines nach dem anderen ans Licht der Welt zu befördern. Damit das möglichst schnell vonstattenging, beteiligten sich insgesamt 46 Ärzte und Krankenschwestern an der heiklen Operation. Und tatsächlich ging alles gut: Innerhalb von nicht einmal fünf Minuten holte das Team alle sieben Kinder aus der Gebärmutter der Frau. Doch dann war die Überraschung groß, als sich darin noch ein achtes Baby befand, das ebenfalls rasch herausgezogen wurde. Die Waage ergab, dass die zu früh geborenen Achtlinge zwischen 820 und 1540 Gramm wogen, womit die Chancen nicht schlecht stand, sie ohne Ausnahme am Leben zu erhalten. Und das gelang tatsächlich. So stellte Nadia Suleman einen neuen Rekord auf: Sie war die erste Mutter von Achtlingen, die allesamt die Geburt überlebt hatten.

Da kann ein Gepard nur lachen

Die höchste Geschwindigkeit, die ein Weltrekordläufer während eines 100-Meter-Laufs erreicht, beträgt 47 Stundenkilometer. Das ist natürlich sehr schnell, aber gegen das Tempo eines Gepards geradezu lächerlich. Der schafft mit 110 Stundenkilometern nämlich kurzfristig mehr als das Doppelte. Gut, dass es in der afrikanischen Steppe keine Radarfallen gibt.

Beinahe lebendig begraben

Es gibt kaum etwas, vor dem sich die meisten Menschen so sehr fürchten wie vor dem Lebendig-begraben-Werden. Einer alten Frau im niedersächsischen Nordhorn ist das fast passiert. Nachdem sie im Badezimmer gestürzt war und sich dabei scheinbar nur leicht verletzt hatte, kümmerten sich ihre Nachbarn verstärkt um sie und schauten jeden Tag nach ihr. Doch als eines Tages die Jalousien um die Mittagszeit noch immer nicht hochgezogen waren, alarmierten sie den Notarzt. Der fand sie offenbar leblos auf, untersuchte sie kurz und stellte fest, dass sie sich kalt und starr anfühlte. Deshalb erklärte er sie für tot und informierte die Angehörigen. Die bestellten daraufhin unverzüglich einen Bestatter, der schon eine Stunde später in der Wohnung der 89-Jährigen eintraf. Doch als er die Frau in den Sarg legte, erschrak er heftig. Zwar war sie nicht bei Bewusstsein, aber es war unverkennbar, dass sie noch schwach atmete.

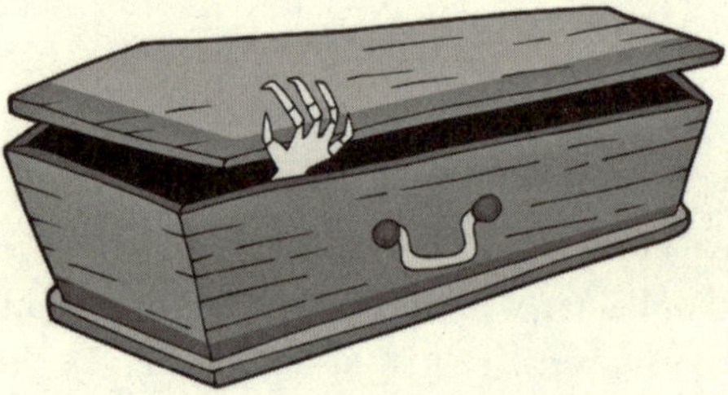

Daraufhin alarmierte der Mann ein zweites Mal den Notarzt, der, total geschockt, die Frau noch einmal untersuchte und dem Bestatter recht geben musste. Umgehend ließ er sie in ein Krankenhaus bringen. Doch ihr Zustand war so schlecht, dass sie dort vier Tage später tatsächlich das Zeitliche segnete. Ein Computertomogramm ergab, dass sie eine schwere Hirnblutung erlitten hatte, die sie auch bei sofortiger medizinischer Hilfe nicht überlebt hätte. Deshalb verzichteten die Angehörigen darauf, den Notarzt, dem der Vorfall schwer zu schaffen machte und der seither unter massiven Selbstvorwürfen litt, anzuzeigen. Er ist weiter im Dienst und wird sicher so bald niemanden mehr voreilig für tot erklären.

Arztwitz 14

Eine Frau ruft mitten in der Nacht den Tierarzt an: »Tut mir echt leid, Herr Doktor, dass ich Sie um diese Zeit störe. Aber meine Hündin hängt mit einem Rüden zusammen, und die beiden kommen und kommen nicht auseinander.«

Tierarzt: »Kippen Sie einen Eimer kaltes Wasser über den beiden aus. Dann trennen sie sich mit Sicherheit sofort.«

Frau: »Vielen Dank. Und bitte nicht böse sein wegen der späten Störung.«

Tierarzt: »Nein, schon gut.«

Eine Stunde später klingelt das Telefon schon wieder. Schlaftrunken nimmt der Tierarzt ab. »Ich bin's noch mal. Es ist mir wirklich unheimlich peinlich, Sie schon wieder zu belästigen, aber die beiden Hunde hängen noch immer fest zusammen. Dabei habe ich schon drei Eimer Wasser drübergeschüttet. Gibt es vielleicht noch einen Trick?«

Tierarzt: »Nehmen Sie einen dicken Knüppel und dreschen ihn dem Rüden über den Kopf. Das funktioniert immer.«

Frau: »O, vielen Dank. Und Sie nehmen es mir wirklich nicht übel, dass ich Sie jetzt schon das zweite Mal in Ihrer Nachtruhe gestört habe?«

Tierarzt (brummend): »Nein, ist schon in Ordnung.«

Eine Stunde später ist die Frau wieder am Telefonapparat: »O Gott, ist mir das unangenehm, dass ich Sie jetzt schon wieder mitten in der Nacht anrufe. Aber ich habe dem Rüden mindestens fünfmal den Knüppel mit aller Kraft auf den Schädel gedonnert. Ohne jeden Erfolg. Kann man denn da gar nichts mehr machen?«

Tierarzt (unwillig schnaufend): »Sagen Sie dem Rüden doch, das Telefon hätte geklingelt.«

Frau: »Und Sie meinen echt, das hilft?«

Tierarzt (stöhnend): »Bei mir hat's heute Nacht schon dreimal geholfen.«

O Gott, mein Penis verschwindet

Der junge Chinese muss dringend aufs Klo. Doch kaum hat er sich dort erleichtert, überfällt ihn nacktes Grauen. Ungläubig blickt er an sich herunter, kalter Schweiß bricht ihm aus, er zittert am ganzen Leib, sein Herz rast. Denn was er da sieht, ist entsetzlich: Sein Penis schrumpft. Jetzt ist er schon wieder ein Stück kleiner geworden. Panisch umklammert er sein bestes Stück, schreit um Hilfe – doch vergebens.

Was den Mann fast um den Verstand gebracht hat, ist eine merkwürdigerweise praktisch nur in Südostasien vorkommende Wahnvorstellung namens »Koro«. Betroffene Männer sind felsenfest davon überzeugt, ihr Penis würde immer kleiner und sei kurz davor, völlig zu verschwinden. Das ist umso beängstigender, als eine alte chinesische Überlieferung besagt, dass darauf der sichere Tod folgt. Kein Wunder daher, dass die armen Männer alles tun, um das Unglück in letzter Sekunde abzuwenden. Sie zerren wie verrückt an ihrem Glied, hängen Gewichte daran und bitten sogar Familienmitglieder und Freunde, den Penis mit aller Kraft in die Länge zu ziehen. Dass sich der Koro-Kranke dabei übel verstümmelt, kommt gar nicht so selten vor.

Heilen kann man das Leiden angeblich nicht, doch es gibt einige Tipps, sich davor zu schützen. So wird allen Ernstes empfohlen, ein Mann solle nie vor einer Schildkröte hergehen, denn wenn die plötzlich den Kopf einziehe, sei das ein ganz schlechtes Omen. Auch sollte er besser keine Kammmuscheln essen, weil dessen phallusähnliches Fleisch in der Pfanne dramatisch zusammenschmurgelt. Auch dieser Anblick könne unmittelbar das Schrumpfen des eigenen Penis auslösen.

Anthropologen zählen Koro zu den sogenannten »kulturspezifischen Störungen«, die alle eines gemeinsam haben: Sie kommen nur in geografisch oder kulturell begrenzten Gebieten vor, ohne dass bekannt wäre, warum. So sind zum Beispiel grönländische Eskimos – und nur sie – für eine andere Wahnvorstellung anfällig: die »arktische Hysterie«. Dabei rennen die Betroffenen in wilder Panik ins Freie, reißen sich die Kleider vom Leib und wälzen sich so lange im Schnee, bis sie ohnmächtig zusammenbrechen. Bewohner der australischen Wellesley-Inseln bekommen zuverlässig schlimme Magenschmerzen, wenn sie ins Meer tauchen, ohne sich vorher die Nahrungsspuren zurückliegender Mahlzeiten gründlich von den Händen gewaschen zu haben. Und schüchterne malaysische Dorffrauen können bei an sich belanglosen Ereignissen – etwa einer in der Nähe herabfallenden Kokosnuss – dermaßen erschrecken, dass sie schlagartig in eine Art Trance verfallen, dabei üble Schweinereien herausbrüllen oder sich plötzlich mitten auf dem Dorfplatz splitternackt ausziehen.

Über die Ursachen all dieser merkwürdigen Psychosen, die in den entsprechenden Gebieten nicht selten sogar epidemieartig ausbrechen, streiten sich die Experten. Wahrscheinlich spielt bei ihnen eine Tatsache eine wichtige Rolle, die schon länger bekannt ist, dass nämlich Angehörige unterschiedlicher ethnischer Gruppen auf psychische Belastungen oft völlig verschieden reagieren. So klagt etwa ein depressiver Europäer vor allem über die lähmende Gemütsschwere, die es ihm unmöglich macht, eine vernünftige Tätigkeit auszuführen, während ein depressiver Chinese unter einer kaum erträglichen Langeweile leidet und allenfalls von der Angst um den Verlust seiner Seele durchdrungen ist. »Andere Länder, andere Sitten« ist ein bekanntes Sprichwort. Offenbar gilt auch: »Andere Länder, andere Wahnvorstellungen.«

(Quellen: http://www.psychosozialegesundheit.net/psychiatrie/fremdekulturen.html sowie http://web.hszg.de/~wirsing/Sozialmedizin/Kulturgebundene%20Syndrome.html)

HÄTTEN SIE GEWUSST ...? 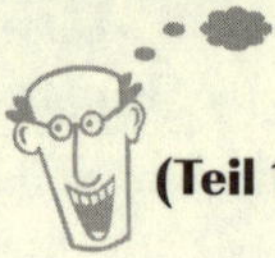 (Teil 12)

... dass der Körper eines Mannes zu etwa 60 Prozent aus Wasser besteht, während es bei einer Frau nur rund 50 Prozent sind?

... dass ein Baby erst ab der dritten Lebenswoche Tränen weint?

... dass unsere Oberhaut, die normalerweise nur 0,1 Millimeter dick ist, dort, wo sie stark beansprucht wird, das heißt in einer Schwiele, bis 4 Millimeter dick werden kann?

... dass man Spermien bei minus 190 °C einfrieren kann, ohne dass sie dadurch ihre Fähigkeit verlieren, eine Eizelle zu befruchten?

... dass fettleibige Menschen ein doppelt so hohes Risiko haben, einen Schlaganfall zu erleiden, wie normalgewichtige?

... dass Frauen im Mittel eine Oktave höher sprechen als Männer?

... dass wir rund 10 000 Gerüche unterscheiden können?

... dass die Empfindlichkeit unserer Augen im Dunkeln nach vollständiger Anpassung 10 Millionen Mal größer ist als im Hellen?

... dass der Sauerstoffverbrauch eines Menschen, der in Ruhe etwa 3,5 Milliliter pro Minute beträgt, bei Schwerstarbeit auf das Zwanzigfache ansteigt?

… dass nur etwa ein Zehntel des männlichen Samenergusses aus Spermien besteht?
… dass unser Auge rund sieben Millionen Farben unterscheiden kann?
… dass wir pro Jahr etwa 1500 Mal träumen?

(Fortsetzung Seite 255)

Sterile Väter

Eigentlich sollte man doch meinen, dass ein sterilisierter Mann keine Kinder mehr zeugen kann. Doch das ist zumindest in den ersten Wochen nach dem Eingriff so nicht richtig. Denn bei der Operation werden ja nur die beiden Samenleiter durchtrennt und abgebunden, was die Produktion von Spermien in den Hoden keinesfalls stoppt, sondern nur verhindert, dass sie bei der Ejakulation über die Harn-Samen-Röhre nach außen gelangen. Vielmehr sammeln sie sich nach der Sterilisation in den Nebenhoden, wo sie von sogenannten »Fresszellen« vernichtet werden.

Das Problem liegt nun darin, dass sich zum Zeitpunkt des operativen Eingriffs immer schon einige Spermien jenseits der Stelle befinden, an der die Samenleiter durchschnitten werden. Und die bleiben noch eine ganze Weile befruchtungsfähig. In der Regel kann ein sterilisierter Mann daher erst nach sechs bis acht Wochen oder etwa einem Dutzend Ejakulationen sicher davon ausgehen, dass seine Samenflüssigkeit tatsächlich kein einziges Spermium mehr enthält. Erst nach dieser Zeit sind andere Verhütungsmethoden überflüssig. Und da es gar nicht so selten vorkommt, dass Männer beziehungsweise Paare das nicht beachten, werden immer wieder Babys geboren, deren Väter zum Zeitpunkt der Zeugung sterilisiert waren.

Schäfchen zählen ist nicht alles

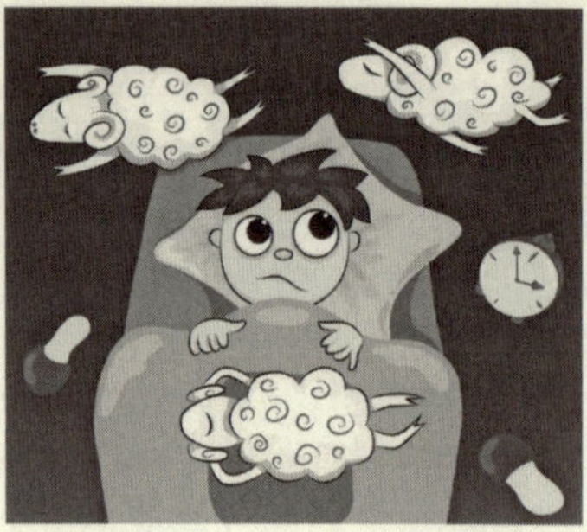

Sich im Bett stundenlang von einer Seite auf die andere zu drehen, ohne dass der ersehnte Schlaf kommen will, ist eine gesundheitliche Störung, unter der viel mehr Menschen leiden, als man gemeinhin denkt. Für diese armen Wachbleiber nachfolgend ein paar Tipps, die man – neben dem berühmten Schäfchenzählen – im Internet zu diesem Thema finden kann – natürlich samt und sonders ohne Gewähr:

- nicht zu einer bestimmten Zeit, sondern erst schlafen gehen, wenn man wirklich müde ist
- Einschlafschwierigkeiten gelassen nehmen; sich nicht verzweifelt um Schlaf bemühen
- vor dem Hinlegen das Schlafzimmer kräftig lüften oder – noch besser, sofern von außen kein Lärm eindringt – das Fenster die ganze Nacht geöffnet lassen
- während der täglichen Arbeit immer mal wieder Pausen einlegen
- eine halbe Stunde vor dem Zu-Bett-Gehen eine Tasse Baldrian-, Johanniskraut- oder Hopfentee trinken
- vor dem Schlafengehen ein lauwarmes (!) Bad nehmen, wobei dem Wasser einige Tropfen eines schlaffördernden ätherischen Öles wie zum Beispiel Lavendel, Melisse oder Baldrian beigegeben werden
- abends keine aufwühlenden Fernsehsendungen anschauen oder aufregende Gespräche führen

- leise eine CD mit beruhigenden Geräuschen wie dem Plätschern eines Brunnens oder dem Knistern eines Kamins abspielen
- wenn man eine halbe Stunde nach dem Hinlegen noch nicht eingeschlafen ist, wieder aufstehen und irgendetwas Entspannendes tun, etwa Musik hören oder ein nettes Buch lesen
- die letzte halbe Stunde vor dem Zu-Bett-Gehen bei gedämpftem Licht zubringen
- im Bett ein Buch lesen, aber bitte nichts Aufregendes oder Spannendes
- vor dem Schlafengehen jeden Abend dieselben Handlungsabläufe, gleichsam als entspannendes Ritual, durchführen
- tagsüber Sport an der frischen Luft treiben, aber nicht mehr in den letzten drei Stunden vor dem Schlafengehen
- auf den Mittagsschlaf verzichten
- autogenes Training oder ein anderes Entspannungsverfahren wie zum Beispiel »progressive Muskelrelaxation« lernen und gezielt anwenden
- heiße Milch mit Honig trinken
- morgens immer zur selben Zeit und vor allem nicht zu spät aufstehen – auch wenn man noch müde ist
- nach 16 Uhr keine koffeinhaltigen Getränke mehr trinken
- abends nicht zu schwer essen
- keine Uhr auf den Nachttisch stellen, nachts nicht die Zeit ablesen
- keinen Schlummertrunk zu sich nehmen, höchstens ein Glas Wein
- einen Apfel neben das Bett legen und seinen Duft einatmen

- vor dem Schlafengehen einen Abendspaziergang machen
- im Schlafzimmer auf ausreichende Luftfeuchtigkeit achten
- Pflanzen aus dem Schlafzimmer verbannen
- sich vor dem Zu-Bett-Gehen von seinem Partner massieren lassen

Baby im Baby

Mit einem Fall auf rund 500 000 Geburten ist die Missbildung zwar extrem selten, dennoch kommt sie immer wieder einmal vor. Die Rede ist vom sogenannten »Fetus in fetu«, der vorgeburtlichen Entwicklung eines Babys im Körper seines Zwillingsbruders oder seiner Zwillingsschwester. Dabei kann sich der eine Keim überall im anderen festsetzen. Ursache ist eine abnorm verlaufende Mehrlingsschwangerschaft, bei der die beiden Keime im Mutterleib nicht voneinander getrennt heranwachsen, sondern sich das eine das andere in einem frühen Stadium gewissermaßen einverleibt, woraufhin dieses regelmäßig abstirbt.

In der Regel wird die Abnormität gleich bei der Geburt entdeckt und erfordert dann zwangsläufig einen chirurgischen Eingriff. Wenn das Missgeschick aber bereits in den ersten Schwangerschaftswochen passiert ist, kann es sein, dass es sich bei dem eingehüllten Fetus nur um einen kleinen Zellhaufen oder eine unbedeutende Gewebsmasse handelt, die bei dem als Einzelkind geborenen Baby unentdeckt bleibt. So kann man getrost davon ausgehen, dass weltweit viele Menschen mit dem Rest eines Zwillingsgeschwisters im Körper leben, ohne dass das ihnen oder einem Arzt jemals auffällt.

Andere Länder, andere Sitten

Was tun wir, wenn wir krank werden? Wir gehen zum Arzt und erwarten von ihm, dass er uns mit einer geeigneten Behandlung sowie dazu passenden Medikamenten wieder gesund macht. Dabei haben wir uns mittlerweile sogar an Heilmethoden gewöhnt, die unseren Eltern und Großeltern noch vollkommen fremd waren, etwa an die Akupunktur oder die Behandlung mit Blutegeln. Doch in anderen, in der Regel etwas exotischeren Ländern gehen die Heilkundler mit weitaus skurrileren Verfahren gegen die diversen Leiden vor, Verfahren fern jeder Schulmedizin, für deren Wirksamkeit es allenfalls fragwürdige wissenschaftliche Belege gibt.

- In Peru behandelt man Frauen mit Schwangerschaftsproblemen, indem man Delfine auf ihre Bäuche legt. Die hochfrequenten Geräusche, die die Tiere ausstoßen, sollen die Entwicklung der Babys im Mutterleib stimulieren.
- In Ägypten werden speziell Männer mit rheumatischen Beschwerden, aber auch mit Potenzstörungen bis zum Kopf in Wüstensand eingegraben. Dort müssen sie während der heißesten Zeit des Tages ein paar Stunden ausharren.
- An eine ähnliche Heilmethode glaubt man auch in bestimmten Gebieten Chinas. Dort werden Patienten mit Gelenk- und Nervenkrankheiten ebenfalls bis zum Kopf eingebuddelt, allerdings nicht in heißen Wüstensand, sondern in feucht-kalten Mineralschlamm.
- In Thailand behandelt man Patienten mit Schuppenflechte oder Neurodermitis, indem man die befallenen Hautpartien in Wasser taucht, in dem es von sogenannten Doktorfischen wimmelt. Die setzen sich sofort in großer

Zahl auf die kranke Haut und beginnen, mit ihren hornartigen Klingen daran zu knabbern beziehungsweise die obersten Schichten abzuraspeln. Diese Methode gewinnt auch bei uns als alternatives Heilverfahren immer mehr an Bedeutung.

- In der traditionellen chinesischen Medizin gelten tote Skorpione sowie Ingwerwurzeln als höchst wirksam gegen Gesichtslähmungen. Dabei werden sowohl die leblosen Spinnentiere als auch die Wurzeln für längere Zeit auf die Gesichtshaut der Kranken gelegt.
- In Israel wird eine spezielle Therapie zur Behandlung körperlicher, aber auch seelischer Verspannungen angeboten. Dazu werden auf den Körper des Kranken lebende Schlangen gebracht, die gemächlich darauf herumkriechen. Nachdem die Patienten ihren anfänglichen Ekel überwunden haben, soll der unmittelbare Kontakt mit den Kriechtieren angeblich sehr beruhigend wirken.
- In Palästina, aber auch in Teilen von China verwendet man das Gift von Bienen zur Behandlung von Ohrenleiden, Nierenschäden und sogar Krebserkrankungen. Dazu setzt man die kleinen Krabbler auf die Haut der Patienten und bringt sie dazu zuzustechen.
- Und noch eine Methode aus der chinesischen Medizin: Patienten mit Gelenkerkrankungen und Darmbeschwerden, aber auch vermeintlich unfruchtbaren Frauen legt man eine Walnuss aufs Auge und steckt ihnen getrocknete Moxablätter in die Ohren, die man dann auch noch anzündet.
- In Indien verwendet man zur Behandlung von Erkältungen, Schnupfen und Asthma Gummischläuche, die über die Nase in den Rachen geschoben und dann wieder aus dem Mund herausgezogen werden, sodass ein Ende zur Nase und das andere zum Mund heraushängt. Nun greift

man mit jeder Hand ein Ende und zieht den Schlauch mehrmals hin und her.

- In Kambodscha sammelt man den Urin von Kühen, um damit verschiedene Leiden zu behandeln. Unter anderem verwendet man die gelbe Brühe, um darin die Augen von stark Sehbehinderten zu baden. Angeblich haben auf diese Weise schon Blinde wieder sehen können.
- Zum Schluss noch eine besonders krasse Methode zur Behandlung von Unterleibserkrankungen in China. Dort empfiehlt man den Patienten, lebende Baumfrösche zu verspeisen. Wahrscheinlich empfinden sie dabei einen solchen Ekel, dass ihr eigentliches Leiden davon vollkommen in den Hintergrund gedrängt wird.

(Quelle: Kuriose Kuren, in: www.ntv.de)

Der Kranke an den Arzt

Arzt, o lass dein schmerzlich Heilen!
Weh zerreißt dein eignes Herz,
Und doch kannst du tröstend eilen
Täglich, ach, zu neuem Schmerz.

Sieh, für all die tausend Wunden
Wächst dir doch kein heilend Kraut,
Hast du eines auch gefunden,
Stillt's kaum einen Seufzerlaut.

Lass, o lass mich doch hinüber!
Sieh, schon war ich frei der Qual,
Und, ein Vogel, flog im Fieber
Hoch ich übers Jammertal.

Voller Hellheit sah ich prangen
Ach, ein Land, so lieb und warm,
Fühlte schon mich lind umfangen
Von vielsel'ger Freunde Arm.

Und dein Trank hat mich erwecket,
Dass die frostige Gestalt,
Dieser Leib mich wieder schrecket,
Dieses Leben bang und kalt.

Armer Arzt, kein Trank, kein Bette
Wärmet den Erwachten nun.
Ach, er liegt an kalter Stätte,
Statt bei Blumen warm zu ruh'n.

Denn, als so er schlief im düstern
Stillen Sarg, dem sichern Port,
Hört' er aus der Tiefe flüstern
Geister dieses ernste Wort:

Ein Kraut nur heilt Menschenwunden,
Menschenwunden klein und groß,
Ein Tuch nur hält sie verbunden –
Leichentuch und Grabesmoos.

(Justinus Kerner)

Der Körper als Rumpelkammer

In einem Krankenhaus im kroatischen Šibenik können Besucher eine ganz besondere Ausstellung bewundern. In beleuchteten Vitrinen sind dort alle möglichen und unmöglichen Gegenstände zu bestaunen, die Chirurgen in den vergangenen 80 Jahren aus den Körpern ihrer Patienten ans Tageslicht geholt haben: unter anderem die unterschiedlichsten Knöpfe, Münzen verschiedener Währungen, Näh- und Stecknadeln, Tierknöchelchen sowie ein roter Metallstern, der vermutlich von der Uniform eines russischen Soldaten stammt. All diese Objekte wurden von Menschen verschluckt und kamen auf natürlichem Weg nicht wieder ins Freie. Daneben besitzt das Krankenhaus noch eine andere, allerdings nicht der Öffentlichkeit zugängliche Sammlung mit kuriosen Dingen, die aus den Körpern von Patienten geholt wurden, nachdem die sich – versehentlich oder absichtlich – darauf gesetzt beziehungsweise sie in ihren Darm eingeführt hatten, wo sie dann verschwunden waren. Dazu gehören unter anderem Deodorantsprays, Salzstreuer und natürlich alle Arten von Sexspielzeug, aber auch so sperrige Gegenstände wie Fernbedienungen und elektrische Zahnbürsten.

Wenn man Musik sieht und Dunkelheit hört

Aus der Stereoanlage ertönt wundervolle Musik, herrliche Melodien, die dem Ohr schmeicheln, erfüllen den Raum. Doch bei manchen Menschen bewirken sie weit mehr, denn jeden Ton hören sie nicht nur, sondern sehen dabei auch jeweils eine bestimmte Farbe oder riechen einen speziellen Duft. Gibt es so etwas?

Ja, das gibt es tatsächlich, und gar nicht mal so arg selten. Untersuchungen haben ergeben, dass bei einem von rund 600 Menschen ein Sinnesreiz, etwa die Wahrnehmung einer Farbe, noch eine weitere Empfindung, zum Beispiel das Hören eines Tones, auslöst. Mit dem Fachausdruck heißt das verblüffende Phänomen »Synästhesie«, was so viel bedeutet wie

»Empfindungsverschmelzung«. Einige Synästhetiker sehen zum Beispiel beim Lesen zu jedem Buchstaben eine ganz bestimmte Farbe, andere verknüpfen mit einem Ton einen speziellen Geschmack, wieder andere riechen bestimmte Formen, und bei ein paar wenigen treten sogar mehrere derartige Sinneskombinationen gleichzeitig auf. Zu etwa drei Viertel sind Frauen betroffen, und unter diesen sind merkwürdigerweise Linkshänderinnen deutlich in der Mehrheit.

Für die Betroffenen hat die Synästhesie, die weder als Krankheit gilt noch – das haben Untersuchungen einwandfrei ergeben – bloße Einbildung ist, keinesfalls nur Nachteile, sondern durchaus auch ihre guten Seiten. So notierte etwa der Musiker Jimi Hendrix seine Melodien nicht mit den üblichen Noten, sondern mithilfe von Farben. Der Maler Wassily Kandinsky sah die Farben seiner Bilder nicht nur, sondern hörte sie auch und konnte deshalb nach eigenen Worten ihren Zusammenklang viel besser beurteilen. Und der Komponist Alexander Skrjabin ließ sich ein Klavier mit bunten Tasten bauen, denen jeweils genau die Farbe zugeordnet war, die er bei ihrem Klang sah.

Häute und Felle

Man glaubt gar nicht, wie viele unterschiedliche Häute es in unserem Körper gibt. Hier eine alphabetische Auflistung (ohne Bereichsbezeichnungen der äußeren Haut wie Kopfhaut, Bauchhaut, Beinhaut etc.):

Aderhaut:	zwischen Leder- und Netzhaut im Auge
Bindehaut:	innen am Augenlid und um die Hornhaut herum

Gänsehaut:	äußere Haut, wenn wir frieren oder Angst haben
Herzinnenhaut:	innere Auskleidung der Herzvorhöfe und -kammern
Hirnhaut:	zwischen Schädelknochen und Gehirn
Hornhaut:	ganz vorne am Auge, aber auch an Fingern und Zehen
Jungfernhaut:	am Eingang der weiblichen Scheide
Knochenhaut:	um die Knochen herum
Lederhaut:	mittlere Schicht der äußeren Haut sowie der Augenhöhle anliegende äußere Haut im Auge
Nagelhaut:	an Finger- und Zehennägeln
Netzhaut:	im Auge (auf Leder- und Aderhaut)
Oberhaut:	oberste Schicht der äußeren Haut
Regenbogenhaut:	im Auge um die Pupille herum
Schleimhaut:	an Körperöffnungen und im Inneren von Organen
Unterhaut:	untere Schicht der äußeren Haut
Vorhaut:	vorne am Penis
Wurzelhaut:	um die im Knochen steckenden Zähne herum

Merkwürdigerweise werden drei Häute jedoch anders, nämlich als Felle bezeichnet. Das gilt für:

das Bauchfell:	das kleidet den Bauchraum aus
das Brustfell:	das kleidet als Brustfell den Brustraum aus und überzieht als Lungenfell die Lunge
das Trommelfell:	das trennt das äußere vom Mittelohr

Am kuriosesten ist jedoch die Bezeichnung der anatomischen Struktur, die den Brust- vom Bauchraum trennt. Obwohl es sich dabei eindeutig um keine Haut, sondern um einen Muskel handelt, heißt sie »Zwerchfell«. Wie alle Sprachen ist eben auch die anatomische oft alles andere als logisch.

Das Gallenstein-Museum

Was man nicht alles sammeln und ausstellen kann! Seit ein paar Jahren gibt es in Dachau sogar ein Gallenstein-Museum, das auf eine Idee des Chefarztes der dortigen Amper-Kliniken zurückgeht. Der fand es schade, die bei den rund 270 Gallenblasenoperationen pro Jahr zutage geförderten Steine einfach wegzuwerfen. Also sammelte er sie, und als er genügend ausstellungswürdige beisammen hatte, präsentierte er sie – selbstverständlich mit Zustimmung der operierten Patienten – in einer Vitrine im Erdgeschoss des Krankenhauses den dort vorbeikommenden Patienten und Besuchern. Die können sich seither nicht nur über die Entstehung der Steine und die Methoden zu ihrer operativen Entfernung informieren, sondern auch die zum Teil hübsch geformten bunten Exponate aus nächster Nähe bewundern. Da gibt es kleine, die aussehen wie Kiesel, und größere, die Ähnlichkeit mit Bernstein haben. Es gibt feste und bröselige, eckige, runde und zerklüftete. Die meisten sind gelblich, andere orange oder braun. Der größte ist eiförmig, grau und gelb gemasert und hat einen Durchmesser von sage und schreibe vier Zentimetern!

Weil die bislang einzigartige Sammlung auf großes Publikumsinteresse stößt, plant der Professor, sie mit der Zeit um weitere Körpersteine, etwa Blasen-, Nieren- und Bauchspeicheldrüsensteine, zu ergänzen. Womit er dem Begriff »ärztliche Kunst« einen vollkommen neuen Sinn gibt.

Hoden sind keine Gallensteine

Manche Menschen haben schon unglaubliches Pech. Einer von ihnen ist Andreas H., zum Zeitpunkt des Missgeschicks 61 Jahre alt, durchaus gut aussehend und nach eigenen Angaben sexuell noch sehr aktiv. Als er nach einer Gallenstein-Operation – eigentlich ein absoluter Routineeingriff – erwachte, stellte er erschrocken fest, dass ihm der rechte Hoden fehlte. Hoffte er zunächst noch, der sei bei dem Eingriff vielleicht unter die Bauchdecke gerutscht, musste er sich schon bald eines Besseren belehren lassen. Aufgrund einer Komplikation während der Operation, erklärte man ihm, hätte man den Schnitt nach unten erweitern müssen und dabei versehentlich den rechten Samenstrang durchtrennt. Daraufhin habe man sich entschlossen, gleich den ganzen, nutzlos gewordenen rechten Hoden zu amputieren.

Doch damit nicht genug. Denn bei einer Folgebehandlung sollte aus dem verbliebenen Hoden eine Gewebeprobe entnommen werden. Und dabei wurde – warum, ist bis heute unklar – auch der linke komplett entfernt. Seither ist Andreas H. hodenlos. Er hat das Krankenhaus auf ein hohes Schmerzensgeld verklagt. Das Verfahren läuft noch.

Durchschnittliche Zahl der Schweißdrüsen bei Menschen verschiedener Bevölkerungsgruppen (in Tausend)

Russen	1890
männliche Eskimos	1900
Mitteleuropäer	2000
Japaner	2280
weibliche Eskimos	2390

Chinesen	2420
Siamesen	2420
Philippinos	2800

(Quelle: K. und S. Kunsch: Der Mensch in Zahlen, Spektrum-Verlag, 2000)

Pickel gegen Herzinfarkt

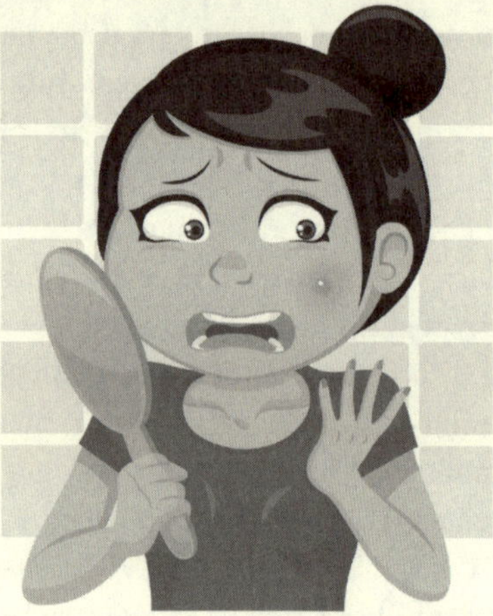

Pickel, rote Erhebungen mit gelbem Zentrum auf der Haut, sind nicht nur sehr unschön, sondern ausgesprochen lästig. Kein Wunder daher, dass Jungen und Mädchen, die unter ihnen leiden, eine Menge tun, um sie so schnell wie möglich wieder loszuwerden. Dabei sollten sich zumindest die männlichen Patienten über die hässlichen Knubbel freuen. Denn britische Wissenschaftler haben herausgefunden, dass Männer, die im Jungenalter unter Akne gelitten haben, ein deutlich geringeres Risiko haben, einen Herzinfarkt zu erleiden als ihre Geschlechtsgenossen, die von der lästigen Hautkrankheit verschont geblieben sind. Die Forscher vermuten, dass hierfür der erhöhte Wert an männlichen Geschlechtshormonen, den viele Aknepatienten aufweisen, verantwortlich sind.

(Quelle: http://www.focus.de/gesundheit/ratgeber/herz/news/forschung_aid_95850.html)

Arztwitz 15

Kommt eine Frau zum Arzt: »Herr Doktor. Es ist mir schrecklich unangenehm, aber ich muss Sie um Hilfe bitten. Ich habe immerzu Blähungen und lasse ununterbrochen einen nach dem anderen fahren. Tag und Nacht, ohne Pause. Zum Glück geht das ganz leise, und stinken tun die Fürze auch nicht. Seit ich hier im Sprechzimmer sitze, habe ich schon wieder mindestens fünf Mal gepupst. Gott sei Dank merken Sie nichts davon.«

Der Arzt verschreibt der Frau Tabletten und bittet sie, in einer Woche wiederzukommen.

Eine Woche später berichtet sie: »Mit meiner Pupserei ist es leider kein bisschen besser geworden. Im Gegenteil: Jetzt knattern die Furze wie verrückt!«

Der Arzt nickt zufrieden. »Sehr schön. Jetzt, wo Ihre Ohren offenbar wieder funktionieren, können wir uns ja um Ihren Geruchssinn kümmern.«

Wenn Schwangere schwanger werden

Dass eine Frau in den neun Monaten, in denen in ihrem Leib ein Kind heranwächst, nicht noch einmal schwanger werden kann, ist eigentlich eine Selbstverständlichkeit. Und so gibt es wohl auch kein Paar, das während der Schwangerschaft der Frau empfängnisverhütende Maßnahmen ergreift. Das aber kann ins Auge gehen. Zwar findet während dieser Zeit im Körper der Frau normalerweise kein Eisprung statt, aber das gilt eben nur normalerweise. Denn etwa 25 Mal ist es nachweislich schon passiert, dass die Schwangere ein zweites Mal schwanger wurde. Das war allerdings fast immer Folge einer vorausgegangenen längeren Hormonbehandlung.

Einer solchen hatte sich auch eine Italienerin unterzogen, die ihre anderen doppelt schwangeren Geschlechtsgenossinnen allerdings in einem höchst bemerkenswerten Punkt übertraf: In ihrer Gebärmutter wuchsen nämlich nicht nur zwei zu unterschiedlichen Zeitpunkten gezeugte Kinder heran, sondern als Ergebnis der ersten Befruchtung ein einzelnes, als Resultat der zweiten hingegen gleich drei. Bis zur Geburt des ersten Babys trug die Frau also nicht weniger als vier Kinder in ihrem Leib!

Was bedeutet eigentlich …? – Auflösung

Loa loa:	c
Orientbeule:	a
Sandalenlücke:	b
Bochdalek-Blumenkörbchen:	b
Mondbein:	d
Angelhakenform:	a
24-Stunden-Ameise:	d
Sakralanästhesie:	c
Kahnschädel:	b
Landkartenzunge:	d

Stecken lassen!

Ein Mann wurde Opfer eines Überfalls, bei dem ihm ein junger Angreifer ein 30 Zentimeter langes Messer in den Rücken stieß. Ob der Mann die Attacke tatsächlich nur als heftigen Stoß empfand und das Messer überhaupt nicht bemerkte oder ob er es nur nicht zu fassen bekam und deshalb stecken ließ, ist nicht ganz klar. Fest steht jedoch, dass er damit zu seiner Frau nach Hause wankte. Und die tat das einzig Richtige: Sie ließ die lange Klinge dort, wo sie war, und sorgte dafür, dass ihr Mann so schnell wie möglich in ein Krankenhaus kam. Hätte sie das Messer herausgezogen, hätte das Überfallopfer das möglicherweise nicht überlebt. Denn dabei können schwere Blutungen oder zusätzliche innere Verletzungen ausgelöst werden, die schlimmstenfalls sofort zum Tod führen. So konnten die Ärzte in einer längeren Operation die Klinge, die eine Rippe, das Zwerchfell, einen Lungenflügel und die Leber verletzt hatte, vorsichtig Schicht für Schicht freilegen und schließlich entfernen.

Was lernen wir daraus? Fremdkörper, die tief in die Haut eindringen, niemals selbst herausholen, sondern unbedingt stecken lassen, bis ein Arzt sich darum kümmert!

(Quelle: Martina Frei: Das Mädchen mit den zwei Blutgruppen, Eichborn-Verlag, 2010)

Eine Gesundheit auf die Gesundheiten

Weg, weg mit Wünschen, Reimen, Schwänken!
Trinkt fleißig, aber trinket still!
Wer wird an die Gesundheit denken,
Wenn man die Gläser leeren will.

(Gotthold Ephraim Lessing)

Der Erbsentumor

Als der amerikanische Rentner Ron Sveden aus Massachusetts das Ergebnis einer Routine-Röntgenuntersuchung erfuhr, kamen ihm, ohne dass er es verhindern konnte, die Tränen. In seiner Lunge sei ein Schatten zu sehen, erklärte man ihm, der mit größter Wahrscheinlichkeit ein beginnender Lungenkrebs sei. Doch dann kam alles ganz anders. Als man dem 75-Jährigen nämlich zur Sicherung der Diagnose das Lungenstück mit dem verdächtigen Fleck entnahm, stellte der sich zur großen Überraschung des Chirurgen keinesfalls als bösartiger Tumor, sondern als knapp einen Zentimeter große Erbse heraus, die in der feuchten Umgebung sogar angefangen hatte zu keimen.

Es sei sehr selten, dass Essensreste in die Lunge geraten, erklärten die Ärzte zu dem kuriosen Befund, dafür sorge der vor der Luftröhre gelegene Kehlkopf mit seinem beim Schlucken zuklappenden Deckel; aber wie man sehe, komme es doch immer wieder einmal vor. Und besser als Krebs sei so eine Erbse doch allemal.

(Quelle: http://www.dailymail.co.uk/health/article-1302142/Pea-sprouts-mans-lung-Doctors-vegetable-growing-pensioner.html)

Da werden Frauen zu Giraffen.

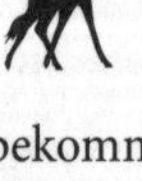

»Sooo einen Hals« bekommen Frauen von den Stämmen der Padaung und Karen in Myanmar, wenn sie die Verbindung zwischen Kopf und Rumpf mit immer weiteren Messingringen länger und länger machen. Die Ringe gelten als

Zeichen der Schönheit, und die längste bekannte Halsstreckung, die mit ihrer Hilfe erzielt worden ist, beträgt rund 40 Zentimeter!

(Quelle: Guinness World Records, 2013)

HÄTTEN SIE GEWUSST ...? (Teil 13)

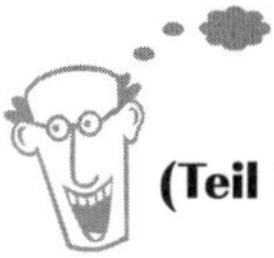

... dass der Körperteil, mit dem wir am feinsten tasten können, die Zungenspitze ist und dass auf den nächsten Plätzen Fingerspitze und Lippenrot folgen?

... dass wir die meisten Schweißdrüsen pro Hautfläche in unserer Ellenbeuge und die wenigsten an Rücken und Gesäß haben?

... dass es von den 200 bis 400 Millionen Spermien, die beim Geschlechtsverkehr den Muttermund der Gebärmutter erreichen, nur etwa 200 bis 400 (0,00001 Prozent) bis in den Eileiter, den Ort der Befruchtung, schaffen?

... dass der erste künstliche Darmausgang bereits im Jahr 1700 bei einem Franzosen namens Jean Méry gelegt wurde?

... dass die Muskulatur bei anstrengender Arbeit 90 Prozent der Körperwärme liefert?

... dass eine befruchtete Eizelle vier Tage braucht, bis sie die Gebärmutter erreicht und dass es dort nochmals zwei Tage dauert, bis sie sich in die Schleimhaut eingenistet hat?

... dass die Fläche unserer mit Sinneszellen besetzten Riechschleimhaut nur fünf Quadratzentimeter beträgt, während es bei einem Hund rund 100 Quadratzentimeter sind?

… dass es bis zu einer Dreiviertelstunde dauert, bis sich unsere Augen, wenn wir aus dem Hellen kommen, vollständig an die Dunkelheit gewöhnt haben?

… dass die Ohren eines Erwachsenen im Mittel 22 Zentimeter voneinander entfernt sind?

… dass die Hornhaut unseres Auges eine Brechkraft von 45 Dioptrien hat?

… dass ein guter Schwimmer in Eiswasser maximal 200 Meter zurücklegen kann, bevor er stirbt?

(Fortsetzung Seite 267)

Der Arzt, der weder Türke noch ein Mann war

Dass sich Männer ohne medizinische Ausbildung in einem Krankenhaus mit gefälschten Papieren als Arzt einstellen lassen und dann oft jahrelang unerkannt praktizieren, liest man in der Zeitung immer wieder einmal. Weitaus skurriler ist jedoch der Fall einer arbeitslosen deutschen Frau, die sich als Arzt ausgab, als Mann wohlgemerkt, und dazu noch als türkischer. In dieser Rolle zockte sie einen kranken Sozialarbeiter ab, dem sie mehr als zehn Jahre lang wirkungslose Tabletten verabreichte, für die sie Monat für Monat bis zu 900 Euro verlangte. Im Lauf der Jahre bezahlte der zweifellos etwas naive »Patient« der Betrügerin auf diese Weise mehr als 80 000 Euro.

Bis zum Schluss sei er fest davon überzeugt gewesen, von einem türkischen Arzt namens »Mucki« fachkundig behandelt zu werden, erklärte der Mann im Prozess, nachdem der Betrug aufgeflogen war. Der angebliche Mediziner habe behauptet, er sei im türkischen Militär als Truppenarzt tätig gewesen und nach seiner Desertion auf der Flucht vor dem

Geheimdienst in Deutschland untergetaucht. Dort wird der vermeintliche Arzt jetzt auch bleiben – in einem Gefängnis, und zwar selbstverständlich in einem für Frauen.

Hoppler mit Brille

Christiaan Barnard (1922 – 2001), der in Kapstadt erstmals das Herz eines Toten in den Körper eines Kranken verpflanzte, wurde auf einer Party von einer vornehmen Dame gefragt: »Glauben Sie, Herr Professor, dass der regelmäßige Genuss von rohen Möhren gegen Sehstörungen hilft?«

»Ich bin zwar kein Augenarzt«, antwortete Barnard lächelnd, »aber Sie sollten es ruhig einmal versuchen. Jedenfalls habe ich noch nie ein Kaninchen mit Brille herumhoppeln sehen.«

(Quelle: Hans Killian: Die heitere Diagnose, Kindler-Verlag, 1982)

Weltrekord im Abnehmen

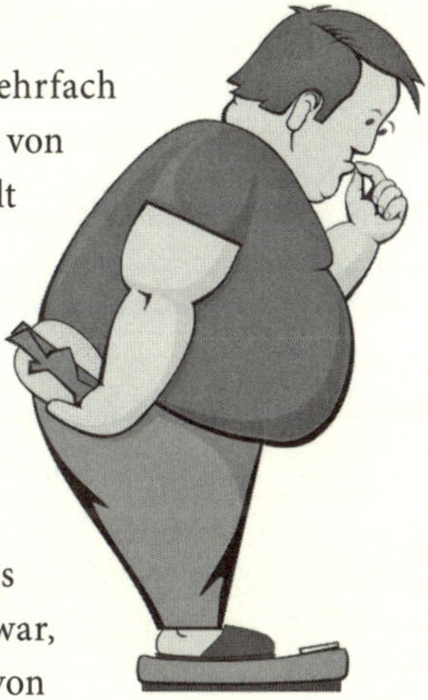

Von Rekorden war schon mehrfach die Rede, jedoch noch nicht von dem im Abnehmen. Den hält unangefochten der Amerikaner John Brower Minnoch. Allerdings brachte er auch die besten Voraussetzungen mit, denn seit es über das menschliche Gewicht exakte Aufzeichnungen gibt, war er der weitaus schwerste. Als er 22 Jahre alt war, wog er bei einer Körpergröße von

1,85 Meter bereits 178 Kilo. Doch danach legte er erst richtig zu und erreichte im Jahr 1978, mit gerade einmal 37 Jahren, unglaubliche 635 Kilogramm oder mehr als 12,5 Zentner. Er konnte praktisch nicht mehr laufen und nur noch mit größter Mühe atmen. Schließlich wurde er mit lebensbedrohlichen Herz- und Lungenfunktionsstörungen ins Krankenhaus eingeliefert.

Von da an nahm er unter ärztlicher Aufsicht täglich konsequent nur noch 1200 Kilokalorien zu sich und hielt das so lange durch, bis er am Ende »nur« noch 216 Kilogramm wog. Das sind zwar immer noch mehr als vier Zentner, doch gegenüber seinem Rekordgewicht hatte Minnoch damit unfassbare 419 Kilogramm (!) abgespeckt. Das bedeutet nicht weniger, als dass Minnoch fast eineinhalb Jahre lang Woche für Woche mehr als sechs Kilogramm verloren hat!

Allerdings war der Erfolg nicht von langer Dauer. Denn nachdem er sein Ziel erreicht hatte, war es mit seiner Selbstbeherrschung vorbei, und er griff beim Essen erneut richtig zu. Als er 1983 mit gerade mal 42 Jahren starb, brachte er wieder mehr als 360 Kilogramm auf die Waage.

(Quelle: Jürgen Brater: Lexikon der verblüffenden Erkenntnisse, Fischer-Taschenbuch-Verlag, 2010)

Wissenswertes über Haare

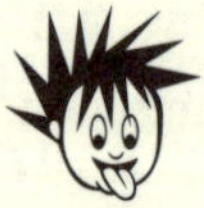

- Flaumhaare bilden sich bei einem Ungeborenen schon im 4. Schwangerschaftsmonat.
- Ab dem 6. Lebensmonat werden die Flaumhaare durch sogenannte Wollhaare (endgültiger Haartyp) ersetzt.
- Bei 65 Prozent der Frauen bleiben Flaumhaare ein Leben lang erhalten.

- Bei 20 Prozent der Männer fallen die Kopfhaare bereits ab dem 25. Lebensjahr aus.
- Ebenfalls 20 Prozent der Männer behalten ihr Kopfhaar dagegen ein Leben lang.
- In den ersten drei Monaten nach der Niederkunft verlieren Frauen bis zur Hälfte ihrer Haare.
- Jugendliche verlieren normalerweise etwa 40, Erwachsene dagegen 90 Haare pro Tag.
- Elf Prozent der Schotten sind tatsächlich rothaarig; das ist der höchste Wert weltweit.
- Blonde Menschen sind doppelt so oft Linkshänder wie Rothaarige oder Brünette.
- 80 Prozent der Europäer weisen am Hinterkopf einen links drehenden Haarwirbel auf.
- Auf der Kopfhaut eines Erwachsenen sitzen ca. 120 000 Talgdrüsen.
- Diese erzeugen, zusammengenommen, pro Tag einen 30 Meter langen Strang aus Talg.
- Nur rund zwei Prozent der Weltbevölkerung sind blond.
- Blonde haben die meisten Kopfhaare, nämlich durchschnittlich etwa 150 000. Dagegen sind es bei Brünetten nur 110 000, bei Schwarzhaarigen 100 000 und bei Rothaarigen sogar nur 90 000.
- Dagegen besitzt ein Mensch nur ungefähr 25 000 Körperhaare.
- Ein Mensch besitzt durchschnittlich 600 Augenbrauenhaare und 420 Wimpern.
- Sieht man von Kopfhaaren sowie von Wimpern und Augenbrauen ab, sind Kinn und Schamgegend am dichtesten, Unterschenkel und Wade am dünnsten behaart.
- Kopfhaare wachsen pro Tag etwa einen Drittelmillimeter.
- Ihre Lebensdauer beträgt zwischen zwei und sechs Jahren.
- 80 Prozent davon sind noch nicht ausgewachsen.

- Barthaare werden, sofern sie nicht abrasiert werden, pro Jahr etwa neun Zentimeter länger.

Hauptsache dicht!

Auf den Salomonen war einer Frau eine Kokosnuss auf den Kopf gefallen, die unter der Schädeldecke eine mächtige Blutung ausgelöst hatte. Die drückte massiv auf das Gehirn – nur eine rasche Operation konnte die Bedauernswerte noch retten. Also ließ man so schnell wie möglich einen Chirurgen einfliegen, der gerade noch rechtzeitig kam, um den Schädel zu öffnen, damit die Flüssigkeit abfließen konnte. Daraufhin ging es der Frau fast schlagartig besser, doch dann schlug sie sich bei dem Versuch, von dem primitiven Operationstisch herunterzusteigen, dummerweise den gerade frisch verbundenen Kopf an einer Lampe an, und das hatte fatale Folgen. Denn dabei zerriss eine bis dahin unversehrt gebliebene Hirnhautarterie, und plötzlich sprudelte eine mächtige Blutfontäne aus der Wunde. Vergeblich versuchte der Arzt, in dem Blutsee das defekte Gefäß zu finden, um es abzubinden, doch es war infolge seiner natürlichen Elastizität in den Tiefen des Schädelinneren verschwunden. Die Frau schien verloren.

Da fiel der Blick des verzweifelten Chirurgen auf den eingeborenen Krankenpfleger, der ihm bei der Operation assistiert hatte. Und was er da sah, ließ ihn plötzlich wieder hoffen. Denn der junge Mann hatte während des ganzen Eingriffs vergnügt Kaugummi gekaut, und das tat er noch immer. Ohne lange nachzudenken, ließ sich der Arzt die gummiartige Masse geben und stopfte sie kurz entschlossen in das Loch, in dem die Arterie verschwunden war. Und zu seinem eigenen Erstaunen brachte er damit die Blutung zum Stillstand. Die Patientin wurde wieder gesund und konnte sich danach nicht nur bei dem Chirurgen, sondern auch bei dem assistierenden Kaugummifreund bedanken. Dass der Jesus hieß, war wohl reiner Zufall.

(Quelle: Martina Frei: Das Mädchen mit den zwei Blutgruppen, Eichborn-Verlag, 2010)

Skurrile Forschung: »Beendigung von unbehandelbarem Schluckauf durch rektale Fingermassage«

Das ist der Titel eines Fallberichts, mit dem der amerikanische Wissenschaftler Francis Fesmire von der Universität Tennessee im Jahr 2007 den Ig-Nobelpreis gewann (siehe Seite 16). Er musste sich die Auszeichnung allerdings mit mehreren Forschern des Bnai Zion Medical Center im israelischen Haifa teilen, die eine Nachfolgestudie mit demselben Titel vorlegten. In seiner Arbeit beschreibt Fesmire den Fall eines Mannes, der seit 72 Stunden an einem hartnäckigen Schluckauf mit bis zu 30 Hicksern pro Minute litt, der nicht einmal durch direkte Stimulation des Vagusnervs mit elektrischen Impulsen und auch nicht durch andere bekannte, den Nerven beeinflussende Maßnahmen wie das forcierte Herausziehen der Zunge oder starken Druck auf den Augapfel reagierte. Da habe er, so schreibt er, sich an einen Bericht erinnert, in dem es um den erfolgreichen Versuch ging, lebensbedrohliches Herzrasen dadurch zu stoppen, dass der Patient einen Finger in seinen Anus steckte. Kurz entschlossen bat Fesmire seinen Patienten, dasselbe zu tun, und siehe da: Das nervige Hicksen hatte ein Ende. Einige Zeit später probierten die israelischen Mediziner in einem ähnlich hartnäckigen Fall denselben Trick aus und konnten ihren Patienten damit ebenfalls von seinem Schluckauf befreien.

Sollten Sie daher irgendwann einmal einen bösen Hickser bekommen, wissen Sie ja jetzt, was zu tun ist.

Wo ist der Vater?

Man glaubt es nicht, aber das kann man tatsächlich ausrechnen. Schauen wir uns dazu die folgende Aufgabe an: »Eine Mutter ist 21 Jahre älter als ihr Kind, und in sechs Jahren wird das Kind fünf Mal jünger sein als die Mutter. Wo ist der Vater?«

Für die Lösung muss man nur ein klein wenig rechnen: Das Alter des Kindes sei x und das der Mutter y. Da die Mutter 21 Jahre älter ist als das Kind, gilt: $y = x + 21$. In sechs Jahren ($x + 6$ bzw. $y + 6$) wird die Mutter genau fünf Mal so alt sein wie das Kind; das bedeutet in Form einer Gleichung: $5(x + 6) = y + 6$. Das lässt sich durch Auflösung der Klammer folgendermaßen umformen: $5x + 30 = y + 6$. Da $y = x + 21$, kann man auch schreiben: $5x + 30 = x + 21 + 6$. Und daraus ergibt sich wiederum: $5x - x = 21 + 6 - 30$, oder zusammengefasst: $4x = -3$. Also ist $x = -\frac{3}{4}$.

Das Kind ist demzufolge heute minus ¾ Jahre beziehungsweise minus neun Monate alt, es ist also gerade im Entstehen. Und damit ist auch die Frage nach dem Aufenthaltsort des Vaters geklärt: Er befindet sich aller Wahrscheinlichkeit nach ganz »nah« bei der Mutter.

Pinkelverrenkungen

Zwar selten, aber doch immer wieder einmal haben Urologen mit ganz speziellen Patienten zu tun: mit Männern, die nur in ganz bestimmten, oft geradezu skurrilen Körperstellungen Wasser lassen können. So wie zwei Briten, von denen der eine nur dann seine Blase leeren konnte, wenn er dabei auf dem rechten Bein stand, während sich ein anderer dazu zwischendurch sogar ein, zwei Mal auf den Kopf stellen musste. Der Grund für die merkwürdigen Verrenkungen war in beiden Fällen derselbe: Blasensteine, die bei normaler Pinkelhaltung den Abfluss blockierten. Durch das Auf-ein-Bein-Stellen beziehungsweise den zwischenzeitlichen Kopfstand rutschten die Steine zur Seite, und der Urin konnte ungehindert fließen.

(Quelle: Martina Frei: Das Mädchen mit den zwei Blutgruppen, Eichborn-Verlag, 2010)

Krankgelacht

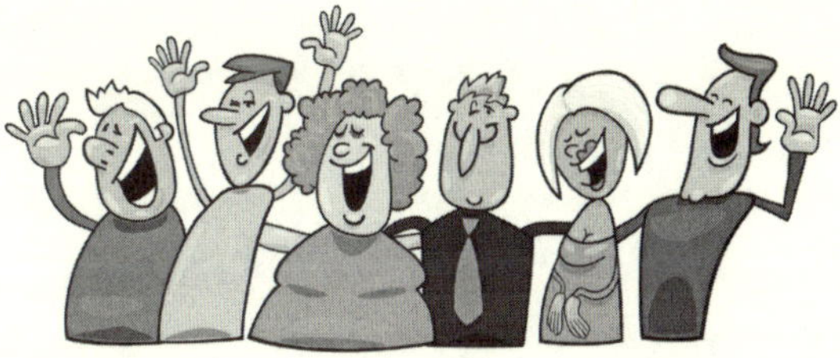

Dass sich jemand totlacht, ist eine verbreitete Redensart, die zum Glück maßlos übertreibt. Dagegen ist es durchaus möglich, dass man bei einem heftigen Heiterkeitsausbruch das Bewusstsein verliert und ohnmächtig zusammenklappt. Die Rede ist von der sogenannten »Lachsynkope«, die zwar selten ist, aber immer mal wieder in der medizinischen Fachliteratur beschrieben wird. Bekannt geworden ist beispielsweise der Fall eines älteren Mannes, den in geselliger Runde ein Witz derart begeisterte, dass er vor lauter Lachen nach Luft schnappen musste – und plötzlich bewusstlos nach vorn auf die Tischplatte kippte. Damit erging es ihm ebenso wie einem Friseur, der über einen Witz, den ihm ein Kunde erzählte, in schallendes Gelächter ausbrach – und gleich darauf ohnmächtig am Boden lag.

Die Ursache des skurrilen Phänomens ist nicht völlig geklärt. Wahrscheinlich ist daran der bei heftigem Lachen stark erhöhte Druck im Brustraum schuld, der den Blutrückfluss zum Herzen behindert. In der Folge bekommt das Gehirn, das bis zu 20 Prozent des in den Körper gepumpten Blutes verbraucht, zu wenig Sauerstoff, und das führt wiederum zu plötzlichem Schwarzsehen bis hin zu einer veritablen Ohnmacht. Möglich aber auch, dass bestimmte neuronale Reflexe durch den gesteigerten Druck im Brustraum das Bewusstsein kurzzeitig beeinflussen. Fakt ist jedenfalls, dass man es mit dem Lachen, obwohl das zweifelsfrei gesund ist, wie mit vielen anderen Dingen im Leben auch übertreiben kann.

(Quelle: Martina Frei: Das Mädchen mit den zwei Blutgruppen, Eichborn-Verlag, 2010)

Beliebte Hausmittel – Auflösung

1. Eine kleine Wunde heilt besser, wenn man sie offenlässt und nicht mit einem Pflaster zuklebt.
   Falsch! Unter einem Pflaster entwickelt sich ein feuchtes Mikromilieu, das die Bildung neuer Zellen und damit die Wundheilung fördert. Außerdem besteht weniger Gefahr, dass Schmutz in die Wunde gelangt.
2. Einen Alkoholrausch nach einer durchzechten Nacht wird man am besten mit einem deftigen Katerfrühstück los.

Richtig! Alkohol fördert den Harndrang, und mit dem vielen Urin geht nicht nur eine Menge Flüssigkeit, sondern auch ein Großteil an Mineralstoffen verloren. Die werden dem Körper durch eine salzhaltige Mahlzeit mit viel Trinken rasch wieder zugeführt. Folge: Übelkeit und Kopfschmerzen lassen nach. Sie vergehen allerdings nicht vollständig, weil dafür auch beim Alkoholabbau anfallende Substanzen verantwortlich sind, auf die ein Katerfrühstück keinen Einfluss hat.

3. Bei Nasenbluten soll man den Kopf in den Nacken legen. Falsch! Dabei läuft zwangsläufig Blut in den Rachen, der über die Speiseröhre in den Magen gelangt. Und der reagiert darauf oft mit Krämpfen. Schlimmstenfalls ist Erbrechen die Folge, während die Nase munter weiterblutet. Besser ist es, die Nasenflügel zuzudrücken, wodurch Druck auf die Scheidewand (der häufigsten Ursprungsstelle der Blutung) ausgeübt wird. Das führt dazu, dass die blutenden Gefäße verschlossen werden, ein Effekt, den man durch einen kalten Umschlag im Nacken noch verstärken kann.
4. Zecken entfernt man am besten, indem man Öl oder Klebstoff darauf träufelt. Falsch! Das zähe Zeug nimmt den Zecken die Luft zum Atmen, wodurch sie in massiven Stress geraten und dabei besonders viel Krankheitserreger – Bakterien und Viren – ausscheiden. Besser ist, die Zecke vorsichtig und ohne Drehen aus der Haut zu ziehen.
5. Gegen Ohrenschmerzen hilft es, mit heißem Öl beträufelte Watte ins Ohr zu stecken.
   Falsch! Oft ist eine Mittelohrentzündung die Ursache der Schmerzen. Und eine Entzündung behandelt man grundsätzlich mit Kälte und nicht mit Wärme. Außerdem verhindert die Watte unter Umständen den Abfluss entzündlichen Sekrets.

6. Wenn man zornig ist, soll man Dampf ablassen.
Falsch! Untersuchungen belegen einwandfrei, dass Menschen, die ihrer Wut immer wieder hemmungslos Luft machen, ein vielfach höheres Risiko eingehen, eine Herzattacke zu erleiden. Außerdem sorgen sie dafür, dass sich in ihrem Gehirn Leitungsbahnen »eingraben«, die dazu führen, dass sie künftig immer leichter aus der Fassung geraten und schon auf Kleinigkeiten unangemessen heftig reagieren. Was nicht nur ihre Gesundheit gefährdet (Teufelskreis!), sondern ihnen auch die Laune verdirbt und nicht zuletzt ihre Beliebtheit bei den Mitmenschen alles andere als fördert.
7. Wenn man friert, hilft ein Schnaps.
Falsch! Zwar erzeugt der Alkohol anfangs tatsächlich ein wohliges Wärmegefühl, doch das kommt nur dadurch zustande, dass die Gefäße erweitert werden, wodurch mehr warmes Blut in die Haut gelangt. Die jetzt besser durchblutete Haut gibt anschließend aber viel mehr Wärme an die Umgebung ab, mit der Folge, dass der Betroffene bald stärker friert als vorher.
8. Leichtes Fieber soll man nicht behandeln.
Richtig! Fieber, also die Erhöhung der Körpertemperatur, ist eine Leistung des Immunsystems, die bewirkt, dass die für die Keimabwehr entscheidenden biochemischen Prozesse effektiver vonstattengehen. Fazit: Der Körper wird mit eingedrungenen Krankheitserregern schneller fertig, der Heilungsprozess wird beschleunigt. Steigt das Fieber jedoch stark an, wird es gefährlich, weil die Hitze lebenswichtige Proteine, speziell Enzyme, zerstört. Dann sind fiebersenkende Maßnahmen unbedingt geboten.
9. Bei einem Schnupfen soll man die Nase stets mit einem frischen Taschentuch putzen.

Falsch! Die den Schnupfen auslösenden Viren vermehren sich ganz von selbst; ein ständiger Nachschub über ein verschmutztes Taschentuch ist dazu nicht nötig. Gegen die Eindringlinge produziert das Immunsystem Antikörper, und wenn von denen so viele vorhanden sind, dass sie sämtliche Keime abtöten können, klingt die Krankheit ganz von selbst wieder ab. Von den verwendeten Taschentüchern ist das vollkommen unabhängig. Fazit: Ständig neue Taschentücher zu verwenden, schadet nicht, ist jedoch nicht erforderlich. Dafür spricht höchstens, dass sie deutlich sauberer und appetitlicher aussehen als die rotzverklumpten Lappen, die man schon einmal verwendet hat.

10. Unterkühlte Gliedmaßen soll man mit Schnee einreiben. Falsch! Das Gegenteil ist richtig: Der eisige Arm oder das bewegungslos gewordene Bein müssen aufgewärmt werden. Das kann entweder geschehen, indem man sie in warmes (nicht heißes!) Wasser taucht oder sie mit trockenen Tüchern fest abrubbelt.

HÄTTEN SIE GEWUSST …? 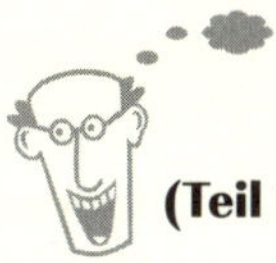 (Teil 14)

… dass an jedem Erinnerungsvorgang zehn bis hundert Millionen Nervenzellen beteiligt sind?

… dass sich in den Hoden eines gesunden jungen Mannes pro Sekunde 1000 neue Spermien bilden?

… dass nur ein Viertel aller Zwillinge eineiig sind?

… dass ein Durchschnittseuropäer während seines Lebens drei Rinder, zehn Schweine und mehrere Hundert Hühner verspeist?

… dass am Runzeln der Stirn 43 Muskeln beteiligt sind?

... dass der menschliche Schädel aus 29 Knochen zusammengesetzt ist?

... dass die Auskultation, also das Abhören von Geräuschen aus dem Körperinneren mittels eines Stethoskops, erst 1819 von dem Franzosen René Laënnec in die medizinische Diagnostik eingeführt wurde?

... dass wir bei einem Kuss rund 40 000 Bakterien, die mehr als 280 unterschiedlichen Arten angehören, mit unserem Partner austauschen?

... dass Stadtmenschen deutlich mehr Ohrenschmalz produzieren als Landbewohner?

... dass unser Daumen so lang ist wie unsere Nase?

... dass unser Herz beim Niesen kurzfristig aufhört zu schlagen?

... dass die alten Römer Urin für die Zahnreinigung benutzten?

Nerven

Nerven brauchst du zum Empfinden
und um Muskeln zu bewegen.
Ohne könnt'st du dich nicht regen
und dir nicht die Schuhe binden.

Babys brauchen sie zum Strampeln
und zum Lachen und zum Weinen.
Doch so mancher scheint zu meinen,
sie wär'n da, drauf rumzutrampeln.

(Jürgen Brater)

Skurrile Forschung: »Verstärkter Harndrang erleichtert die Impulskontrolle auf nicht damit zusammenhängenden Gebieten«

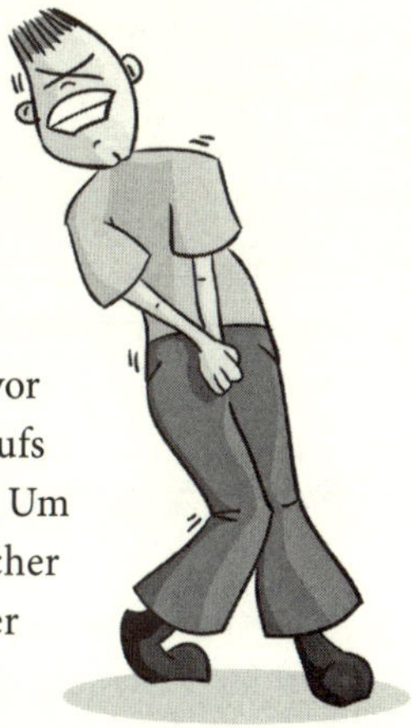

Der etwas sperrige Satz ist die Übersetzung des Titels einer wissenschaftlichen Arbeit, für die eine Gruppe von Forschern im Jahr 2011 den Ig-Nobelpreis (siehe Seite 16) für Medizin erhalten hat. Darin geht es um die Frage, ob es ratsam ist, vor wichtigen Entscheidungen noch rasch aufs Klo zu gehen und die Blase zu entleeren. Um das herauszufinden, ließen die Forscher Versuchspersonen eine Menge Wasser trinken und warteten so lange, bis die Probanden einen immer stärker werdenden Harndrang spürten. Dem durften sie aber nicht nachgeben und mussten stattdessen eine Reihe rascher Entscheidungen treffen, etwa darüber, ob sie lieber morgen 16 oder in einem Monat 30 Euro bekommen wollten. Und dabei stellte sich heraus, dass die Teilnehmer sich umso eher für einen langfristigen Vorteil entschieden, je voller ihre Blase war und je mehr sie auf der Stelle trippelten. Die Forscher führen das darauf zurück, dass wir offenbar immer dann, wenn wir gezwungen sind, einen bestimmten Impuls zu kontrollieren, auch andere Impulse besser im Griff haben. Oder konkret: Wer das Bedürfnis zu pinkeln unterdrücken kann, widersteht auch kurzfristigen Versuchungen leichter, denkt also weiter beziehungsweise mehr auf die Zukunft bezogen.

Ob es deshalb ratsam ist, vor wichtigen Entscheidungen viel zu trinken und diese mit voller Blase zu treffen, ist schwer zu sagen. Einen Versuch ist es allemal wert.

Arztwitz 16

Kommt eine Frau zum Arzt und lässt sich gründlich durchchecken. Am Ende macht der Arzt ein bedenkliches Gesicht und verschreibt ihr Moorbäder.

»Wozu sollen die gut sein?«, fragt die Frau skeptisch.

»Nun, ich denke«, sagt der Arzt, »dass es bei Ihrem Gesundheitszustand sicher nicht schaden kann, wenn Sie sich schon mal an die feuchte, kühle Erde gewöhnen.«

Pech, wenn das Leben weitergeht

Was würden Sie tun, wenn Sie erfahren würden, Sie hätten nur noch zwei Jahre zu leben? Laut klagen? Oder in totale Depression verfallen? Ein 61-jähriger Engländer, dem die Ärzte wegen eines angeblich unheilbaren Krebsleidens ein derart baldiges Ende prophezeiten, reagierte vollkommen anders: Er kündigte seinen Job und forderte seine Frau auf, dasselbe zu tun. Dann hoben die beiden all ihre Ersparnisse ab, kauften ein neues Auto und ein Motorrad und tourten gemeinsam durch die Gegend. Sie aßen in den teuersten Restaurants und taten alles, was ihnen Spaß machte, egal, was es kostete. Kurz: Sie ließen es sich zwei Jahre lang so richtig gut gehen. Dann war ihr Geld komplett verpulvert.

Doch als sie wieder nach Hause kamen, wo der Mann auf den baldigen Tod wartete, erfuhr er, dass sich die Ärzte geirrt hatten. Von Krebs konnte keine Rede sein; das, was ihm immer wieder gesundheitliche Probleme machte, war nur ein harmloser Abszess. Die Diagnose sei seinerzeit vorzeitig gestellt worden, erklärte man ihm, wobei man einige Untersuchungs- und Testergebnisse schlichtweg falsch gedeutet habe.

So groß für den armen Mann die Erleichterung war, so zweifelhaft war für ihn jedoch, ob er sich wirklich darüber freuen sollte. Denn Job und Geld waren weg, die Zukunft lag total im Dunkeln. Zum Glück war er Optimist. »Das Leben wird schon irgendwie weitergehen«, äußerte er sich gegenüber einem Journalisten. »Und eines steht fest: Die letzten zwei Jahre waren, auch wenn ich den baldigen Tod natürlich nie ganz aus meinen Gedanken verdrängen konnte, die besten meines Lebens.«

(Quelle: http://www.sueddeutsche.de/leben/medizin-und-wahnsinn-heilsame-fehldiagnose-1.173660)

An meinen Arzt, Herrn Dr. Elsässer

Siehe! da stuend ich wieder auf meinen Fuessen, und blicke
Froh erstaunt in die Welt, die mir im Ruecken schon lag!
Aber ich spreche von Dank dir nicht: du liessest ihn besser
Mir im Auge, du fuehlst hier ihn im Drucke der Hand.
Ich glueckseliger Tor, der ich meine, du solltest verwundert
Ueber dich selber mit uns sein, ja geruehrt, so wie ich!
Doch daran erkennen wir dich –
den schwindelnden Nachen
Herrlich meisternd faehrt ruhig der Schiffer ans Land,
Wirft in den Kahn das Ruder, das, ach! so viele gerettet,
Laut umjauchzen sie ihn, aber er achtet es kaum,
Kettet das Schiff an den Pflock,
und am Abend sitzt er beim Kruge
Wie ein anderer Mann, fuellet sein Pfeifchen und ruht.

(Eduard Mörike)

Wohin das Blut fließt

Von den rund fünf Litern Blut, die unser Herz in einer Minute durch den Körper pumpt, fließen etwa:

23 Prozent in die Nieren
21 Prozent in die Baucheingeweide
17 Prozent in die Skelettmuskeln
15 Prozent ins Gehirn
8 Prozent in die Haut
7 Prozent in die Leber
5 Prozent in die Herzkranzgefäße

(Quelle: K. und S. Kunsch: Der Mensch in Zahlen, Spektrum-Verlag, 2000)

Limerick

Es sprach einst ein Hintern in Lauf:
»So langsam, da reg' ich mich auf,
fühl mich ganz bedrückt
und werd' noch verrückt.
Mein Chef hockt stets fett auf mir drauf.«

(Jürgen Brater)

Krankgefummelt

Immer wieder ist in der medizinischen Fachliteratur von einem Krankheitsbild die Rede, das inzwischen sogar einen eigenen Namen hat: das »Fummelsyndrom« (englisch: »Twiddler's Syndrome«). Wer nun meint, das habe irgendetwas mit obskuren sexuellen Praktiken zu tun, liegt total daneben. Vielmehr äußert sich die skurrile Krankheit darin, dass bestimmte Muskeln der Patienten heftig zucken oder sich Arme, Beine, Hände oder Füße plötzlich ganz von allein bewegen, und vor allem dadurch, dass die Betroffenen immer wieder, ohne sich körperlich anzustrengen, plötzlich nach Luft schnappen müssen.

All diese Menschen haben eines gemeinsam: Man hat ihnen einen Herzschrittmacher eingesetzt. Der wird in eine Gewebetasche über dem Brustmuskel eingepflanzt und versorgt von dort aus das Herz bei Bedarf mit elektrischen Impulsen, die der Blutpumpe einen korrekten Schlagrhythmus aufzwingen. Nun kommt es manchmal vor, dass das unter der Haut sitzende Gerät ein wenig vorsteht und seinen Träger stört. Das versucht derjenige dann dadurch zu beheben, dass er an der vermeintlichen Schwellung herumdrückt oder sie sonst irgendwie »befummelt«. Und das kann wiederum verdrehte Elektroden zur Folge haben, die ihre Impulse fortan nicht mehr ausschließlich an das Herz, sondern an irgendwelche anderen Muskeln abgeben, woraufhin die anfangen, unkontrolliert zu zucken. Besonders häufig ist das Zwerchfell betroffen, das bei seiner plötzlichen Kontraktion die Lunge mitzieht, wodurch gleichsam ein künstlicher Schluckauf ausgelöst wird. Wer einen Herzschrittmacher besitzt, sollte ihn also tunlichst dort lassen, wo er ist, und auf keinen Fall eines tun: daran herumfummeln!

Dereinst und jetzt

Mein Doktor hat mich angeseh'n
»Du isst zu viel, mein lieber Freund«,
hat er darauf zu mir gemeint.
»Weg mit fünf Kilos, besser zehn!«

Mit sorgenvollem Gramgesicht
hat er mit Herzinfarkt gedroht.
Was soll's, was kümmert mich mein Tod?
Der Tod hat Zeit, das Essen nicht!

(Jürgen Brater)

»Aus einem verzagten Arsch ...

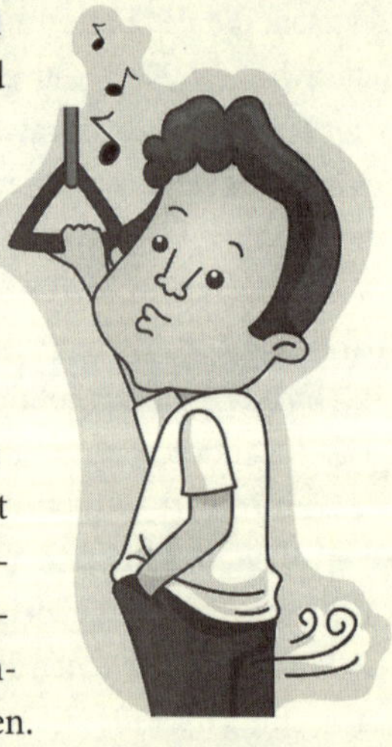

... kommt kein fröhlicher Furz«, soll Luther launig festgestellt haben. Und vermutlich hat er damit durchaus recht. Doch was sind eigentlich fröhliche Fürze? Vielleicht solche, mit denen man anderen Menschen eine Freude macht? Aber gibt's die überhaupt?

Ja, die gibt es. Oder besser gesagt: Die gab es. Denn im 19. Jahrhundert tourten »Künstler« durch die Gegend, die ihr Publikum dadurch faszinierten, dass sie mit ihren Darmgasen wohlklingende Töne erzeugten.

Der mit Abstand beste und bekannteste »Kunstfurzer« war der Franzose Joseph Pujol (1857 – 1945), der unter dem Namen »Le Pétomane« (abgeleitet von dem französischen Wort »péter« für »furzen«) auftrat und dessen Darmmuskulatur dermaßen leistungsfähig war, dass er mit ihrer Hilfe größere Mengen Luft oder Flüssigkeit einsaugen und kontrolliert wieder von sich geben konnte. Er war nicht nur in der Lage, komplizierte Musikstückchen zu pupsen, sondern konnte mit seinen Darmwinden sogar Flöte spielen und Kerzen ausblasen. Und am Ende seiner Vorstellung rauchte er vor den Augen eines hingerissenen Publikums sogar jedes Mal eine »Rektalzigarette«. Dazu schob er sich einen Gummischlauch in den Hintern, durch den er mit seinem Darm Luft einsog, die den Glimmstängel am anderen Ende zum Glühen brachte. Mit dieser Nummer lockte er so viele Neugierige an, dass er der bestbezahlte Showstar seiner Zeit wurde.

Doch auch noch heute kann man Kunstfurzer bewundern. Der Star unter ihnen ist ein gewisser Paul Oldfield, besser bekannt als »Mr. Methane«. Der pupst seinen Zuhörern nicht nur ganze Lieder, sondern auch diverse Tierstimmen und täuschend echte Gewitterdonner vor. Nur dass es dabei nicht blitzt.

Muttermilch mit Kümmelgeschmack

Daran, dass Muttermilch für ein Baby das Beste ist, was die Mutter ihm bieten kann, besteht kein Zweifel. Schließlich ist die trübe Flüssigkeit nicht nur ausgezeichnet verdaubar, sondern fördert auch entscheidend die Entwicklung eines leistungsfähigen Immunsystems, das das Kind wirkungsvoll vor Infektionen aller Arzt schützt. Und bestens zu munden scheint sie den kleinen Kerlchen auch.

Doch wie schmeckt Muttermilch wirklich? Und welchen Einfluss hat die mütterliche Ernährung auf den Geschmack?

Dieser Frage sind Forscher der Universität Kopenhagen nachgegangen und haben dazu ausführliche Experimente durchgeführt. Dazu verabreichten sie 18 stillenden Müttern Kapseln mit intensiv schmeckenden Inhaltsstoffen wie Kümmel, Anis, Menthol, Banane und Zitrone. Danach untersuchten sie in bestimmten Zeitabständen die Milch der Frauen auf die darin enthaltenen Geschmacksstoffe. Das Ergebnis überraschte: Obwohl die Mütter alle Kapseln auf einmal einnahmen, ließen sich die Aromen in ganz unterschiedlichen Zeiträumen nachweisen. Am schnellsten zeigte sich der Bananengeschmack. Bereits eine Stunde nach Pilleneinnahme war er in der Muttermilch zu finden, dafür aber auch schon nach einer weiteren halben Stunde wieder verschwunden. Dagegen tauchten die Anis- und Kümmelaromen erst etwa zwei Stunden später auf, hielten sich aber auch wesentlich länger. Am hartnäckigsten war das Menthol. Fast sechs Stunden lang beherrschte es den Geschmack der Milch.

Die Forscher ziehen daraus den Schluss, dass für Säuglinge, die mit Muttermilch ernährt werden, jede Mahlzeit ein neues Geschmackserlebnis bedeutet, während Babys, die Flaschennahrung erhalten, oft wochenlang dasselbe schmecken. Möglicherweise hängt daher die Tatsache, dass manche Kinder für unterschiedliche Aromen sehr viel empfänglicher sind als andere, zumindest zum Teil auch von der Art ab, wie ihre Mütter sie als Babys ernährt haben.

Arztwitz 17

Mutter und Tochter gehen gemeinsam zum Arzt. Der fordert das junge Mädchen auf, sich freizumachen.

Doch die Mutter protestiert: »Aber ich bin es doch, die krank ist.«

Darauf der Arzt eifrig: »Ach so. Zeigen Sie mir bitte Ihre Zunge.«

Zum Schluss noch ein paar Worte über das Sterben

Wir alle wissen, dass wir einmal sterben müssen. Aber wir wollen es nicht wahrhaben. Zumindest wollen wir möglichst nichts davon hören, nicht davon sprechen, nicht daran erinnert werden. Deshalb versuchen wir auch bei anderen Menschen, wo immer es geht, Wörter wie »Sterben« oder »Tod« zu vermeiden und verwenden lieber – in Anlehnung an Beruf und Lebensweise des Verschiedenen – bildhafte Vergleiche, die sich harmloser und vor allem lebendiger anhören. Dazu ein paar hübsche Beispiele:

Der Pfarrer hat das Zeitliche gesegnet.
Der Gelehrte hat den Geist aufgegeben.
Dem Dichter ist die Feder aus der Hand genommen worden.
Der Koch hat den Löffel weggelegt.
Der Jäger ist in die ewigen Jagdgründe eingegangen.
Der Gläubige hat seine Seele ausgehaucht.
Der Atheist hat daran glauben müssen.
Der Fotograf ist von der Bildfläche verschwunden.
Der General ist zur großen Armee abberufen worden.
Der einfache Soldat ist auf dem Feld der Ehre geblieben.
Dem Glöckner hat die letzte Stunde geschlagen.
Des Uhrmachers Uhr ist abgelaufen.
Der Metzger ist den Weg allen Fleisches gegangen.
Der Bauer sieht jetzt die Kartoffeln von unten.
Der Fußballspieler hat zum letzten Mal den Ball abgegeben.
Der Gärtner hat ins Gras gebissen.

Der Förster hat den hölzernen Rock angezogen.
Den Ornithologen hat der Geier geholt.
Der Kumpel hat die letzte Schicht gefahren.
Der Schauspieler ist von der Bühne abgetreten.
Der Optiker hat die Augen geschlossen.
Der Banker hat mit seinem Leben bezahlen müssen.
Der Eisenbahner hat in den letzten Zügen gelegen.
Der Flötist hat aus dem letzten Loch gepfiffen.
Der Maurer ist abgekratzt.

(Quelle: Hans Bankl: Der Pathologe weiß alles … aber zu spät, Goldmann-Verlag, 2003)

Drei Arten, zu Tode zu kommen

»Man kann die Menschen in drei Klassen einteilen:
solche, die sich zu Tode arbeiten,
solche, die sich zu Tode sorgen,
und solche, die sich zu Tode langweilen.«

(Winston Churchill)

Jetzt aber mal ernsthaft

In Deutschland stirbt innerhalb eines Jahres durchschnittlich:
als Folge eines Meteoriteneinschlags:
1 Mensch von einer Billion
nach einem Hundebiss:
1 Mensch von 40 Millionen
bei einem Blitzschlag:
1 Mensch von 20 Millionen
durch Ertrinken bei einem Hochwasser:
1 Mensch von 8 Millionen

nach einem Bienen- oder Wespenstich:	1 Mensch von 3,3 Millionen
durch Sturz von einem Baum:	1 Mensch von 2,1 Millionen
bei einem Badeunfall:	1 Mensch von 1,3 Millionen
bei einem Unfall mit der Bahn:	1 Mensch von 490 000
als Folge einer Blinddarmentzündung:	1 Mensch von 470 000
bei einem Brand seines Hauses:	1 Mensch von 280 000
durch Sturz aus seinem Bett:	1 Mensch von 230 000
durch einen Mord:	1 Mensch von 100 000
durch Sturz von einer Treppe:	1 Mensch von 77 000
durch einen Arbeitsunfall:	1 Mensch von 43 000
als Folge einer Vergiftung:	1 Mensch von 27 000
nach einem Unfall im Haushalt:	1 Mensch von 26 000
beim Fußballspielen:	1 Mensch von 25 000
durch Selbstmord:	1 Mensch von 8 000
bei einem Verkehrsunfall:	1 Mensch von 4 000
durch ärztliche Behandlungsfehler:	1 Mensch von 2 700
als Folge eines Schlaganfalls:	1 Mensch von 1 600
an Krebs:	1 Mensch von 520
durch Herz- oder Kreislaufversagen:	1 Mensch von 250
als Folge des Rauchens:	1 Mensch von 180

(Quelle: Jürgen Brater: 100 kluge Dinge von eins bis unendlich, cbj-Verlag, 2010)